KB179626

1일 1잔 혈액을 말끔하게 청소하는 수프

마시고 20분이면 혈류가 개선

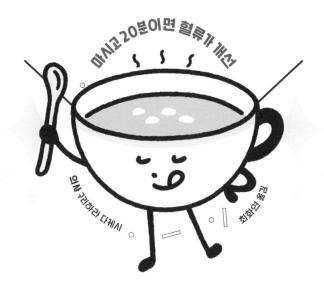

의사 구리하라 다케시

최화인 옮김

청홍

CHUSEISIBOUGEN × KOKETSUATSUKAIZEN × DOMYAKUKOKAYOBO
1NICHI 1 PAI KETSUEKI NO OSOUJI SUPU
©TAKESHI KURIHARA 2022
Originally published in Japan in 2022 by Ascom Inc.,TOKYO.
Korean Characters translation rights arranged with Ascom Inc.,TOKYO,
through TOHAN CORPORATION, TOKYO and EntersKorea Agency, SEOUL.

○ 이 책의 한국어판 저작권은 (주) 엔터스코리아를 통해 저작권자와 독점 계약한 지상사에 있습니다 .
○ 저작권법에 의하여 한국 내에서 보호를 받는 저작물이므로 무단전재와 무단복제를 금합니다 .

나이와 관계없이

누구나 혈액을 말끔하게 만들 수 있습니다.

그래서 오늘부터 이 수프로

혈액 미인을 실현시키지 않겠습니까?

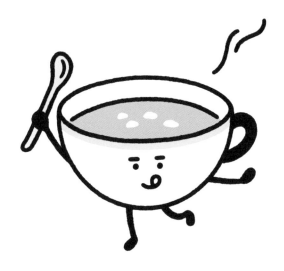

들어가는 말

늘 무거운 몸, 혈액이 보내는
SOS 신호일지도!?

'만성 피로' '어깨 결림' '오한과 부종' 등 어딘가 늘 불편함을 느끼면서도 '뭐, 이 정도는 괜찮겠지' 하고 대수롭지 않게 넘기고 있나요? 몸이 보내는 위험 신호를 간과하고 있지 않습니까?

사실 이는 매우 위험한 일입니다. 원인 모를 불편한 증상이 나타난다면 '혈액이 더러워지고 있으니, 대책이 필요해!'라는 몸의 경고로 인식해야 합니다.

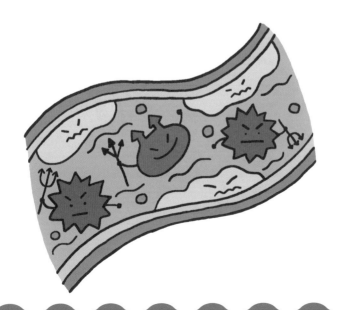

혈액도 혈관도 청소하지 않으면 큰일날 텐데

오염된 물이 흐르는 배수관은 정기적으로 청소를 하지 않으면, 끈적한 오염물이 벽면에 달라붙어 물의 흐름을 방해하고, 그 상태로 방치하면 배수관은 이내 막혀버립니다. 혈액이 오염되면 혈관에서도 이와 같은 현상이 일어납니다.

깨끗하지 않은 혈액은 찐득찐득, 끈적끈적, 껄쭉껄쭉합니다. 이처럼 오염된 혈액은 몸에 독소가 쌓이게 하고 또한 온몸에 산소와 영양을 제대로 전달하지 못해 산소 결핍과 영양 부족을 초래합니다.

안타깝게도 특별한 질병이 없어도 혈액은 쉽게 오염됩니다. 건강하다고 자부하는 사람조차 막상 검사해보면 '혈액 상태에 문제'가 발견되는 사례가 매우 흔합니다.

수프를 먹고 정기적인 청소를

더러워진 혈액, 막힌 혈관은 상태가 웬만큼 심각하지 않은 한 심각한 증상이 나타나지 않습니다. 그래서 '병원 진찰의 필요성을 느낄 때'는 상태가 이미 상당히 진행된 경우입니다.

자신도 모르는 사이 혈액과 혈관에 문제가 생겨 어느 날 갑자

혈액 이야기

혈액은 혈관 안을 흐르며 여러 물질을 싣고 운반하는 역할을 합니다. 음식으로 섭취한 영양소, 호흡으로 들어온 신선한 산소를 온몸의 세포에 전달하고 독소와 노폐물을 몸밖으로 배출하는 기능을 합니다.

혈관 이야기

혈관의 두께는 다양합니다. 혈액이 더러워져서 끈적거리는 정도가 심해지면 머리카락보다 가는 모세혈관에서 혈액이 원활하게 흐르지 못합니다. **혈류에 문제가 생기면 모세혈관이 많은 손끝 등 체내 말단 부위에 냉증이 나타나고 점차 어깨 결림 등의 증상이 발생합니다.**

기 뇌졸중이나 심근경색처럼 목숨과 직결되는 질병을 맞닥뜨릴 가능성이 크다는 뜻이기도 합니다.

　그러나 지나치게 불안해할 필요는 없습니다.

　우리 몸에서는 오래되고 더러워진 혈액이 매일 깨끗한 새 혈액으로 교체됩니다. 이른바 '정기적 청소'가 날마다 이루어집니다.

　요컨대 **몇 살이 됐든 혈액을 깨끗하게 만들 수 있습니다.** 맑은 혈액을 만드는 데 '너무 늦은 때'는 없습니다.

　누구나 정기적인 혈액 청소를 촉진하고 혈액 오염을 예방할 수 있도록 **'혈액을 청소하는 수프'**를 고안하였습니다.

　1일 1잔, 최소한 2주 동안 꾸준히 먹어보세요. 혈액이 자연스레 맑아져서 몸과 마음이 한결 가뿐해질 것입니다.

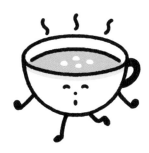

당신의 혈액 오염도 체크

□ 아침 식사를 거를 때가 많다

□ 튀긴 음식, 인스턴트 식품 등 기름진 음식을 자주 먹는다

□ 등푸른생선을 거의 먹지 않는다

□ 과자, 빵, 케이크 등 단 음식을 자주 먹는다

□ 캔커피, 주스 등 단맛이 나는 음료를 자주 마신다

□ 과일을 자주 먹는다

□ 혈당 수치가 높고 중성지방이 높다는 말을 들은 적이 있다

□ 운동 등 몸을 움직일 기회가 적다

□ 피곤이 풀리지 않고 몸이 늘 무겁다

□ 어깨 결림, 손발 냉증이 신경 쓰인다

□ 흡연 습관이 있다

□ 과음이 잦고 안주를 많이 먹는다

□ 음식 기호가 뚜렷하며 편식하는 편이다

□ 쉽게 짜증을 내며, 스트레스를 많이 받는다

□ 오래 집중하기가 어렵고 좀처럼 의욕이 생기지 않는다

□ 생활 리듬이 불규칙하다

해당 사항의 개수를 세어보세요

3개 이하

현재 당신의 혈액은 깨끗한 상태입니다. 현재의 생활 습관을 유지하면서 해당 항목을 개선하여 더욱 좋은 혈액을 만들어보세요.

4~8개

혈액이 약간 오염된 상태입니다. 혈액 건강이 서서히 나빠지고 있습니다. 식습관을 돌아보고 적극적으로 몸을 움직이는 등 가능한 날부터 생활 습관을 바꿔보세요.

9개 이상

혈액이 상당히 오염된 상태로 혈류에 문제가 있을 가능성이 큽니다. 지금 바로 생활 습관을 정비할 필요가 있습니다. 컨디션(Condition)이 좀처럼 나아지지 않는다면 전문 기관을 방문하여 진료를 받아보세요.

왜, 지금,
'혈액을 말끔하게 청소하는 수프'
인가?

수프 레시피를 고안할 때 특히 두 가지 사항에 중점을 두었습니다. 첫 번째는 혈액을 청소하는 효과가 큰 영양소를 최대한 포함하기, 두 번째는 맛을 좋게 만들기였습니다. 물론 조리의 간편함도 고려하였으므로 요리가 서툰 사람도 쉽게 만들 수 있습니다 .

식후 20분 만에 혈류가 개선!

'음식은 약이 아니므로 꾸준히 먹지 않으면 효과가 없다'는 것이 정설입니다.
그러나 혈액을 말끔하게 청소하는 효과가 있는 식품을 먹으면, 20분 만에 혈액 상태가 개선되기 시작한다는 사실이 연구 결과로 밝혀진 바 있습니다. 그만큼 우리가 먹는 음식은 우리 몸에 지대한 영향을 미칩니다.

※연구에서 개선 효과가 빨리 나타난 피검자는 혈류의 오염 정도가 경도(輕度)였으며, 정도가 심한 사람은 개선까지 최소 4주가 걸리는 것으로 나타났습니다.

혈액을 깨끗하게 만드는 영양소가 풍부!

혈액의 오염 원인을 제거하여 혈액을 맑게 만드는 영양소를 한꺼번에 섭취할 수 있습니다. 특히, 혈액을 더럽히는 원인으로 여겨지는 당(糖)이나 중성지방을 줄이거나, 백혈구를 흉악화(凶惡化)의 원인인 활성 산소를 제거하는 영양소를 응축하여 담았습니다.

당화 걱정이 없다

튀기고 굽는 등 고온으로 조리하는 방식은 혈액을 오염시키고 노화를 촉진하는 최종당화산물(Advanced Glycation End Products, AGEs)의 발생을 증가시킵니다. 혈액을 말끔하게 하는 수프는 **최종당화산물이 거의 발생하지 않는 조리법, 찌고 데치는 방식**을 사용하므로 안심하고 먹을 수 있습니다.

영양소 낭비 없이 섭취할 수 있다

혈류를 개선 효과가 있는 비타민과 미네랄, 활성 산소를 퇴치하는 항산화 성분의 일부는 삶고 데치는 과정에서 국물로 **녹아 나옵니다. 수프를 마시면, 녹아 나온 영양소까지 오롯이 섭취할 수 있습니다.**

식욕이 없을 때도 먹을 수 있다

혈액을 청소하는 수프 레시피는 감칠맛을 담아내는 데도 신경을 썼습니다. **식욕을 돋우는 효과**가 있어 입맛이 없을 때도 쉽게 먹을 수 있습니다. 또한 입이 짧은 사람도 부담 없이 먹을 수 있도록 만들었습니다.

과식을 예방한다

수프를 먹으면 금세 포만감이 느껴져 혈당치 급상승을 부르는 폭식을 막을 수 있습니다.
식사를 시작할 때 마시면 효과가 더욱 뛰어납니다.

치아가 안 좋아도 편하게 먹을 수 있다

씹기 어려운 식재료가 들어있지 않아서 치아가 건강하지 않은 사람도 편하게 먹을 수 있습니다.

이 책에서는 **1일 1잔**을 제안하고 있으나 1일 3회까지 마셔도 좋습니다. 1잔에 55kcal로 열량도 낮아서 살찔까 봐 걱정하지 않아도 됩니다. **일단 시작해보세요.** 꾸준히 마시다 보면 '이유 모를 피곤함'이 틀림없이 사라질 것입니다.

혈액을 청소하는 수프로, 매일 혈액을 깨끗하게!

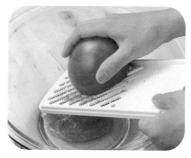

**식칼 등 귀찮은 조리도구를 사용
하지 않고 만들 수 있다**

요리가 서툴거나 공들여 요리할 시
간이 없는 사람도 쉽고 간편하게
만들 수 있도록 조리 과정을 간소
화했습니다.

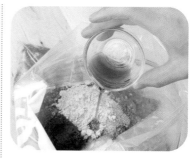

**혈액을 맑게 하는 영양소를
한꺼번에 섭취한다**

혈액 청소 효과를 더욱 빨리 실감
할 수 있도록 영양소를 엄선했습니
다. 밀봉이 가능한 봉투에 재료를
넣고 주물러 섞으면 완성입니다!

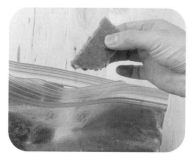

**냉동 보관할 수 있으니까,
마시고 싶을 때 바로 마실 수 있다**

시간이 있을 때 만들어서 냉동으
로 보관하는 것도 하나의 요령입니
다. 식사 때뿐만 아니라 출출할 때
간식으로도 즐겨보세요.

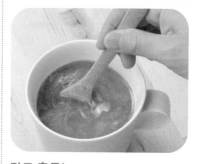

**맛도 훌륭!
요리에 감칠맛을 더할 때도**

꾸준히 먹을 수 있도록 맛에도 신
경을 썼습니다. 요리에 감칠맛을
더할 때, 혈액을 말끔하게 청소하
는 수프를 활용해보세요.

냉동 보관한 혈액을 말끔하게
청소하는 수프의 원료에 뜨거운
물을 붓기만 하면 끝!

자세한 방법은 116 쪽 참조

혈액이 깨끗해지면
이런 장점이 있습니다!

속이
편해진다

어깨 결림이
완화된다

피곤을 덜
느낀다

냉증과 부종이
개선된다

집중력이
향상된다

혈액을 깨끗하게 하는 영양소를 응축!

· ·

● **에스큘레오시드A (Esculeoside A) & 리코펜 (Lycopene)**

두 성분 모두 토마토에 함유되어 있습니다. 에스큘레오시드A는 나쁜 콜레스테롤이 혈관 벽에 달라붙는 것을 막습니다. 리코펜에는 혈액 오염의 원흉인 활성 산소를 제거하는 작용이 있습니다.

● **아스타크산틴 (Astaxanthin)**

연어, 게, 새우 등에 포함된 붉은색 성분으로 활성 산소를 제거 효과가 매우 뛰어나 동맥경화 예방과 피로 회복에 도움을 줍니다.

● **황화알릴 (黃化Allyl)**

양파 등의 자극적인 향을 내는 성분으로 동맥경화와 혈관 막힘을 예방하는 작용을 합니다.

● **이소플라본 (Isoflavon)**

콩에 들어있는 성분으로 혈류 개선, 동맥경화 예방, 혈압 저하 작용이 있습니다.

● **EPA / DHA**

생선에 함유된 지방 성분으로 중성지방을 줄이고 적혈구와 혈소판에 작용하여 혈류를 촉진합니다.

● **비타민 A / 비타민 C**

활성 산소를 제거하는 작용이 있습니다. 면역력을 높이는 데 빠뜨릴 수 없는 성분입니다.

● **코엔자임 Q10**

활성 산소를 제거하고 세포에 직접 작용하여 혈류를 개선하고 혈관 노화를 예방합니다.

● **단백질**

근육, 내장, 혈액, 피부 등 신체를 구성하는 조직의 주성분이 되는 중요한 영양소입니다.

쉽게 구할 수 있는 식재료로 만들기

토마토, 양파, 연어 [참치] 통조림, 니보시 [멸치] 가루, 검은콩 가루, 흑식초, 아카미소 [된장]

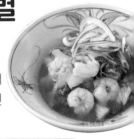

신경 쓰이는 증상별 응용 레시피(Recipe)

더러운 혈액으로 인한 증상이 나타날 때 활용 가능한 '응용 레시피'를 소개합니다 . 신경 쓰이는 증상이 나타날 때 꼭 한번 시도해보세요 .

배 속을 깨끗이 하다

(자세한 사항은 120쪽 참조)

식이섬유가 다량 함유된 식재료나 발효 식품을 사용함으로써 장내 유익균을 늘리고 유해균의 증식을 억제합니다. 변비나 설사 같은 증상의 개선뿐만 아니라 면역력 향상 효과도 기대할 수 있습니다.

근육량을 늘린다

(자세한 사항은 124쪽 참조)

혈액을 깨끗이 하는 데는 근육 생성에 필요한 단백질과 단백질의 흡수를 돕는 영양소의 역할이 중요합니다. 단백질 섭취에 도움이 되는 식재료를 사용하였으므로 근육량 부족이 신경 쓰인다면 해당 레시피를 활용해보세요.

구강 환경을 정비한다

(자세한 사항은 126쪽 참조)

구강 내 오염물을 털어내는 데 도움이 되도록 식감 있는 식재료를 사용하여 이와 잇몸 건강을 유지하는 효과를 기대할 수 있습니다. 살균 효과가 좋은 식재료를 사용해 혈액을 더럽히는 잇몸병 원인균의 증식을 억제합니다.

체온을 유지한다 ·올린다

(자세한 사항은 127쪽 참조)

근육은 체온을 유지하는 작용을 합니다. 이런 근육을 생성하는 데 필요한 단백질과 몸을 따뜻하게 만드는 식재료를 사용함으로써 체온을 유지해 면역력을 지키는 레시피입니다.

피로가 풀린다

(자세한 사항은 128쪽 참조)

피로 회복을 촉진하고 혈액의 오염에 대한 물질을 제거하는 영양소를 담았습니다. 쉽게 피로를 느끼고 항상 몸이 무겁다면 정기적으로 마셔보세요.

수면의 질을 높인다

(자세한 사항은 131쪽 참조)

숙면에 도움이 되는 영양소를 포함한 식재료를 사용합니다. 몸에 쌓인 노폐물의 배출을 촉진하여 혈액을 깨끗하게 만드는 데 도움이 됩니다. 잠들기가 어렵거나 수면의 질이 낮은 사람에게 추천하는 레시피입니다.

집중력을 높인다

(자세한 사항은 132쪽 참조)

뇌(腦)의 혈류에 대한 개선 효과가 있는 식재료를 사용합니다. 뇌 혈류가 개선되면 뇌 기능이 향상되어 집중력이 높아집니다. 치매에 대한 예방 등의 효과도 기대할 수 있는 레시피입니다.

혈당치 급상승을 억제한다

(자세한 사항은 133쪽 참조)

혈액이 더러워지는 원인 중 하나는 혈당치의 급상승입니다. 이를 방지하기 위해 해조와 당질을 제한하는 식재료를 사용합니다. 혈당치가 높은 사람에게는 주식으로도 적당할 만큼 포만감 있는 레시피입니다.

저자의 강력 추천 "달걀" 레시피 (자세한 사항은 134쪽 참조)

달걀을 많이 먹고 혈액 말끔력 강화!

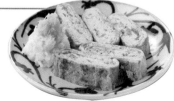

혈액을 말끔하게 청소하는 수프가 시험을 받았어요!

실제로 '혈액을 말끔하게 청소하는 수프'를 2주 동안 매일 1잔 마신 4명을 대상으로 먹기 전과 후 혈액 검사를 실시하여 수치 변화를 비교했습니다.

혈액의 오염, 이 수치를 보면 됩니다!!
혈액 청소가 되어 있는지, 지금 바로 확인!

중성지방 （mg/dL）

기준치 범위			
0	30	149	200

혈액 중 중성지방의 양을 측정합니다. 중성지방 수치가 150mg/dL 이상일 때, 이상지질혈증(고지혈증)이라고 진단하며, 지방간, 동맥경화 등 다양한 질병이 숨어있을 가능성이 큽니다.

혈당치 （mg/dL）

	기준치 범위	
0	70	109	180

혈액 중 당의 양을 측정합니다. 당의 양이 많을수록 수치가 높아집니다. 공복혈당치가 110~125mg/dL인 경우는 당뇨병 전단계, 공복혈당치가 126mg/dL 이상이면 당뇨병으로 진단합니다.

ALT （U/L）

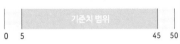

기준치 범위		
0	5	45	50

간장의 손상 정도를 유추하는 수치입니다. 간세포가 파괴되면 ALT(알라닌아미노전이효소)라는 효소가 방출되어 혈중 농도가 상승하기 때문에 수치가 높을수록 간 기능이 저하된 상태임을 나타냅니다.

자율신경계 균형

호중구 55% 림프구 45%

백혈구 중 호중구와 림프구의 비율을 확인하여 자율신경계 균형을 판단합니다. 호중구:림프구=6:4 정도의 비율이 이상적이며 자율신경계 균형이 무너지면 호중구의 비율이 상승합니다.

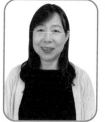

야마모토 히데미
(53세)

지방간이 개선!

지방간이 개선되고 있습니다. 중성지방 수치가 정상 범위 내로 들어오면서 혈액이 맑아지고 혈액 흐름이 원활해졌다고 판단할 수 있겠네요. 앞으로는 혈당치의 정상 범위 진입을 목표로 꾸준히 수프를 활용해보세요.

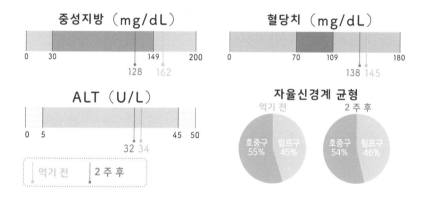

중성지방 （mg/dL）

0 　 30 　 149 　 200

128　162

혈당치 （mg/dL）

0 　 70 　 109 　 180

138　145

ALT （U/L）

0 　 5 　 45 　 50

32　34

먹기 전　2 주 후

자율신경계 균형

먹기 전　2 주 후

호중구 55%　림프구 45%

호중구 54%　림프구 46%

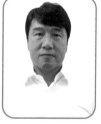

덴 마사미쓰
(56세)

모든 수치가 안정권으로!

중성지방 수치 감소로 지방간 개선되어 혈류가 상당히 좋아지고 있는 것으로 추측됩니다. 혈당치도 안심할 수 있는 수치로 조금 더 노력하면 도달할 것 같네요. 새로운 개선을 목표로 수프를 계속해서 드세요.

중성지방 （mg/dL）

0 　 30 　 149 　 200

127　143

혈당치 （mg/dL）

0 　 70 　 109 　 180

107

ALT （U/L）

0 　 5 　 45 　 50

19　23

먹기 전　2 주 후

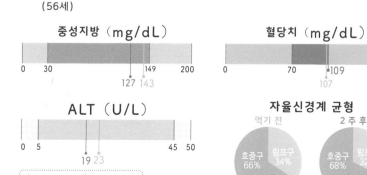

자율신경계 균형

먹기 전　2 주 후

호중구 66%　림프구 34%

호중구 68%　림프구 32%

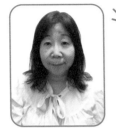

나카무라 레코
(60세)

중성지방 수치와 혈당치 개선!

수프를 마시기 전에는 중성지방과 혈당 수치가 높아 설탕형 껄쭉껄쭉한 혈액·벌꿀형 찐득찐득한 혈액의 복합형이었으나 2주 후에는 그런 현상이 눈에 띄게 개선되었습니다. 이에 더해 자율신경계 균형도 개선되었음을 확인할 수 있습니다.

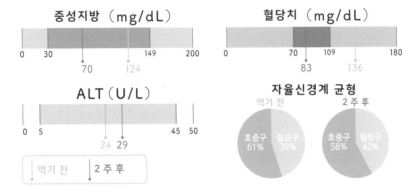

중성지방 （mg/dL）

0　30　70　124　149　200

혈당치 （mg/dL）

0　70　83　109　136　180

ALT（U/L）

0　5　24　29　45　50

먹기 전　2 주 후

자율신경계 균형

먹기 전
호중구 61%　림프구 39%

2 주 후
호중구 58%　림프구 42%

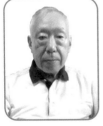

하야시 요시히토
(73세)

혈당치가 정상 범위로!

ALT 수치상 간(肝)기능이 개선되었음을 알 수 있습니다. 혈당치 감소를 통해 혈액의 끈적임이 완화되었음을 확인할 수 있습니다. 수프를 꾸준히 먹다 보면 중성지방 수치도 서서히 내려갈 것으로 보입니다.

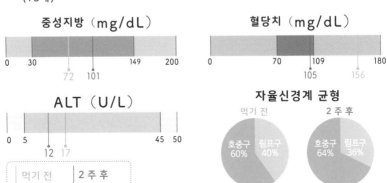

중성지방 （mg/dL）

0　30　72　101　149　200

혈당치 （mg/dL）

0　70　105　109　156　180

ALT （U/L）

0　5　12　17　45　50

먹기 전　2 주 후

자율신경계 균형

먹기 전
호중구 60%　림프구 40%

2 주 후
호중구 64%　림프구 36%

혈액을 말끔하게 **청소하는 수프**

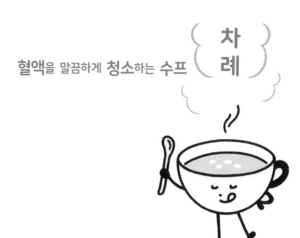

들어가는 말 4

당신의 혈액 오염도 체크 8

왜, 지금, '혈액을 말끔하게 청소하는 수프'인가? 10

혈액을 깨끗하게 하는 영양소를 응축! 15

쉽고 간편하게 만든다 신경 쓰이는 증상별 응용 레시피 16

혈액을 말끔하게 청소하는 수프가 시험을 받았어요! 18

당신의 혈액이 위험하다

혈액 검사의 수치는 정상이라도 혈액 흐름이 좋지 않은 사람들이 많다 ... 26

혈액이 더러워지는 4가지 원인 28

혈액이 더러워진 상태란? 31

중성지방의 진짜 공포는 '매우 나쁜 콜레스테롤'를 증가 40

치주병균에 의해 오염된 혈액은 장내 환경을 악화시키다 43

혈액을 오염시키고 노화를 촉진하는 '활성 산소' 청소가 필요해! 46

'벌꿀형 끈적끈적한 혈액'의 부산물, 당화가 노화를 촉진한다 50

제2장

찰랑찰랑 혈액으로 건강한 몸을 만들다
혈액을 말끔한 청소로 핑핑(씽씽) 생활

혈액의 오염을 제거하면 혈압이 떨어진다 ———————————— 54

깨끗한 혈액을 가진 사람은 살이 쉽게 빠지고 잘 찌지 않는다 —— 57

혈액이 깨끗해지면 세포 생성이 정상화되어 피부, 손톱 상태가 좋아진다 60

혈류가 개선되면 어깨 결림이나 부종이 단번에 개선된다 ———— 63

모세혈관 혈류를 개선하여 냉증과 오한을 해결한다 ——————— 65

혈액 순환을 개선하여 감염병에 지지 않는 면역력 만들기 ———— 66

혈류가 막히면 뇌에 큰 타격! 치매의 위험성이 높아진다 ———— 69

혈액이 더러워진 상태로는 장내 환경을 개선할 수 없다 ———— 71

'혈액을 청소하는 수프'로 쉽게 지치지 않고 피로 회복력 높은 몸 만들기 72

자궁으로 가는 혈류를 개선하면 생리통이 완화된다 ——————— 74

'혈관력'을 길러서 혈액 청소를 자동화하기 ——————————— 75

제3장

당신의 생활 습관은 적절합니까?
그 습관이 혈액을 더럽히고 있다

흡연은 백해무익 ——————————————————————— 78

술은 마시는 방법에 따라 '독'도 되고 '약'도 된다 ——————— 80

'빨리 먹기·많이 먹기'는 혈당치 스파이크를 부른다 —————— 84

혈당치·중성지방 문제를 유발하는 건강식품에 주의를! —————— 86

지나침은 모자람만 못하다! 운동 부족도, 운동 과잉도 안 돼 —— 91

편식이 심하면 근육이 줄어든다 ——————————————— 93

과도한 스트레스가 혈액을 더럽힌다 ————————————— 95

제4장

혈액을 깨끗하게 만드는 식사법과 영양소
아름다운 혈액을 실현하는 '혈액을 말끔하게 청소하는 수프'

지금 '혈액을 말끔하게 청소하는 수프'가 필요한 이유 ————— 100
1일 필요한 단백질량은 체중 1kg당 1g ————— 107
'달걀 많이 먹으면 해롭다'는 고정관념을 버리고 1일 5개로
알부민을 섭취한다 ————— 108
'혈액을 말끔하게 청소하는 수프'를 식사 초반에 먹고
혈당치 급상승을 예방한다 ————— 111

제5장

수프 한 그릇으로 '혈액을 말끔하게 청소'

간편해서 지속하기 쉽다 ————— 114
혈액을 말끔하게 청소하는 수프의 원료 만드는 법 ————— 116
혈액을 말끔하게 청소하고 깨끗하게 해주는 성분이 담긴 수프다! ————— 118

배[腹] 안이 깨끗해진다 ————— 120
두부 튀김과 우엉과 당근 수프 / 버섯 듬뿍 수프 / 참마와 낫토 수프 / 큰실말과 후수프

근육량을 늘린다 ————— 124
닭가슴살과 콩을 넣은 토마토 수프 / 브로콜리와 닭가슴살 수프

구강 환경을 정비 ————— 126
부드러운 죽 스타일로 달걀을 듬뿍 섭취하는 찰보리와 표고버섯 수프

체온을 올린다 ————— 127
보글보글 양파와 참치 수프

피로가 풀린다 ·············· 128
난호박과 호토 수프 / 순두부찌개 스타일 수프 / 닭가슴살과 양배추 수프

수면의 질을 높인다 ·············· 131
새우와 셀러리를 넣은 아시안 수프

집중력을 높인다 ·············· 132
고등어 시금치 카레 수프

혈당치 급상승을 억제 ·············· 133
파드득나물과 미역을 넣은 당면 수프

저자의 강력 추천 '달걀' 레시피 ·············· 134
파래 달걀말이 / 달걀·굴·토마토 볶음 / 파 듬뿍 삼겹살 달걀말이

제 6 장

혈액을 말끔하게 청소
플러스로 할 수 있는 일

혈액이 지나는 길을 튼튼히 만들다 ·············· 138
간 기능 저하는 혈액 오염을 조장한다 ·············· 143
양질의 수면이 혈액을 말끔하게 정화하다 ·············· 148
혈액을 말끔하게 청소하는 식품 '8가지 식품'을 매일 먹는다 ·············· 151
하체 근육을 단련하여 혈액을 말끔하게 청소를 촉진한다 ·············· 157
걷기는 혈액을 말끔하게 청소의 지름길 ·············· 161
치주병(齒周病) 악화를 막고 혈액을 더럽히지 않는 노력을 ·············· 163
침 분비를 촉진하여 혈액을 건강하게 ·············· 168

나가는 말 ·············· 170
참고문헌 ·············· 174

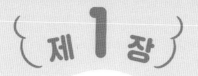

제 **1** 장

당신의

혈액이 위험하다

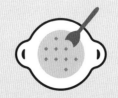

혈액 검사의 수치는 정상이라도 혈액 흐름이 좋지 않은 사람들이 많다

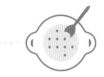

"제 혈액은 찰랑찰랑, 건강 그 자체예요. 왜냐면 혈액 검사 수치는 모두 문제가 없으니까요"라고 가슴을 펴고 말씀하시는 분들이 많이 계십니다.

하지만, 그건 큰 착각입니다.

제가 진행했던 연구를 하나 소개하고자 합니다. 도쿄여자의과대학 부속 성인의학센터 '혈류 찰랑찰랑 외래' 진찰 환자 3,000명을 대상으로 한 연구로, 혈액 검사 결과와 MC-FAN 장치로 측정한 혈류 상태를 비교하였습니다.

연구 결과, 놀라운 사실이 밝혀졌습니다. 혈액 검사 수치가 정상 범위에 속한 사람 중에도 혈류가 원활하지 않은 경우가 다수 발견되었습니다. 그래서 **혈액 상태가 웬만큼 악화하지 않는 한 혈액 검사로는 정확한 상태가 드러나지 않을 가능성이 있음을 시사하는 결과였습니다.**

실제로 진료실에서 "별다른 이유 없이 늘 몸이 개운하지 않고 피곤이 좀처럼 가시지 않습니다. 검사에서는 아무 이상도 발견되지 않아요"라고 호소하는 사람이 정말 많습니다.

이때 MC-FAN으로 혈액을 확인해보면 대부분 혈액 흐름에 문제가 있습니다. 요컨대 **혈액 검사만으로는 혈액 상태를 정확히 판단할 수가 없습니다.**

한의학에는 '미병(未病)'이라는 개념이 있습니다. 미병은 '병은 아니지만 건강하지 않은 상태'를 말하는데, 이를 방치를 하면 심각한 병으로 진행될 위험성이 크다고 보는 것입니다. **나른함과 피로감, 어깨 결림은 미병의 전형적 증상입니다. 한의학에서는 이런 증상의 원인으로 '지저분한 혈액(어혈)'을 꼽습니다.**

앞서 언급한 연구에서 혈액 검사 결과는 정상인데 혈류가 원활하지 않은 사람의 혈액은 '어혈' 상태, 그야말로 '미병' 단계에 진입한 셈입니다.

최근에는 어혈 상태인 사람이 증가하고 있습니다. 특히 젊은층은 상황이 심각하여 10대도 예외는 아닙니다. 손자의 혈액이 할머니의 혈액보다 더 지저분한 경우가 실제로 있습니다.

병원에서 하는 건강진단 결과상 문제가 없더라도 과신은 금물입니다. 자기도 모르는 사이 혈액이 조용히 오염되고 있는지도 모릅니다. 당장 실천할 수 있는 '혈액 청소'가 필요한 이유가 바로 여기에 있습니다.

미병 단계에서 혈액 청소를 시작하면 병으로 진행되는 것을 예방할 수 있습니다. **'이유 모를 컨디션 난조'는 미병의 신호입니다. 지금 바로 식습관과 생활 습관을 정비하고 혈액을 깨끗하게 만드는 생활을 시작해보세요.**

혈액이 더러워지는 4가지 원인

혈액을 더럽히는 다양한 원인 중에서도 흉악한 '오염 원인' 4가지가 있습니다. 바로 '당', '중성지방', '스트레스', '구강의 유해균'입니다. 당과 중성지방은 아무리 적게 섭취하려고 마음먹어도 무심코 과잉 섭취하기가 쉽습니다. 스트레스도 마찬가지로, 자기

의지로는 도저히 손쓸 수 없는 상황이 분명 있습니다. 그렇지만 이런 요소를 신속하게 제거하지 않으면 심각한 질병을 초래할 위험이 커집니다.

【당】

당은 몸을 움직일 때 연료가 되는 영양소로 생명 활동을 하는 데 꼭 필요한 성분입니다.

다만, **당을 과잉으로 섭취하면 혈액이 찐득찐득해지면서** 혈액 순환이 원활하지 않게 되고 때로는 혈관이 막혀버립니다. 또 혈중에 당이 과도하게 증가한 상태가 만성적으로 나타나면 당뇨병이 발병됩니다.

【중성지방】

중성지방은 당이 부족할 때 당의 대체 연료로 사용됩니다. 이밖에도 체온을 유지하고 내장을 제 위치에 고정하는 등 체내에서 다양한 기능을 합니다.

한편, 사용되지 않은 중성지방은 체지방으로 내장 주변과 피하에 축적됩니다. 그런 중성지방이 혈액으로 유입되면 당과 마찬가지로 혈액이 끈적거려서 혈관을 막히게 하는 등 몸에 여러 가지 악영향을 미칩니다. **특히 내장에 붙은 중성지방은 혈액을 오염시키**

기 쉬워 온갖 생활습관병의 원인으로 작용합니다.

【스트레스】

늘 긴장하거나 극심한 스트레스를 받는 사람은 혈액이 오염된 상태일 가능성이 큽니다. **스트레스가 혈액에 미치는 영향은 상상 이상으로, 강한 스트레스를 받는 순간 혈액 점도가 높아져** 혈액의 흐름을 방해하기도 합니다.

이때 스트레스는 심적인 부담만을 의미하지 않습니다. 과로, 수면 부족, 과도한 운동 등 신체에 가해지는 부담 또한 스트레스가 됩니다.

【구강의 유해균】

최근 연구에서 구강 내의 유해균이 혈액을 매개로 온몸에 퍼져서 각종 질병을 유발한다는 사실이 밝혀졌습니다(→43쪽 참조). 특히 치주병균(齒周病菌)은 당뇨병과 고혈압, 동맥경화, 심근경색, 치매 등의 원인으로 알려져 있습니다. **구강 내의 유해균 중에서도 치주병균을 일으키는 세균은 혈액을 떠다니는 악질 오염 요인이라 할 수 있습니다.**

구강 내의 유해균이 혈액을 떠도는 초기 단계에는 혈액 순환에 이상이 생기지는 않습니다. 그러나 혈액이 끈적거리는 상태가 되어 당뇨병이 발병하기 전에 예방하는 차원에서 혈액 청소와 함께 구강 내의 유해균을 억제하기 위한 대책을 마련할 필요가 있습니다.

혈액이 더러워진 상태란?

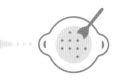

혈액은 적혈구, 백혈구, 혈소판이라는 세 가지 혈구와 혈장으로 구성되어 있습니다. **다양한 요인으로 혈구가 변성되면서 혈액이 더러워집니다.**

혈구의 변성이란 쉽게 말해 혈구끼리 엉겨 붙는 것을 말합니다.

혈구는 엉겨 붙으면서 덩어리가 되어 거대해집니다. 혈구 덩어리가 커지면 혈관을 원활하게 통과할 수 없습니다. 좁은 도로를 달리는 자동차를 연상하면 이해하기 쉽습니다. 차가 작으면 좁은

도로도 거침없이 달릴 수 있지만, 차체가 크면 천천히 달릴 수밖에 없습니다. 혈관에서도 이와 같은 현상이 일어납니다. 혈액이 덩어리진 상태가 이른바 '질척질척한 혈액'입니다.

게다가 질척질척한 것이 진행되면 혈액의 끈기가 더해져 혈관의 벽에 혈구가 찰싹 달라붙기 쉬워져 버립니다. 갓길에 세운 차들이 많이 늘어서 있고, 도로가 좁아져 정체가 일어나고 있는 것 같은 이미지입니다.

혈관이 지나는 길은 한층 좁아지고 혈액의 흐름은 더욱 나빠지는 악순환에 빠집니다. 그 상태가 오래 지속되면 혈관이 약해지거나 딱딱해지기도 합니다.

그러나 질척질척한 혈액은 한마디로 말해, 서로 달라붙는 혈구의 종류에 따라 혈액 상태가 달라집니다. 지금부터는 혈액의 오염을 3가지 유형으로 나누어 그것들이 일어나는 원인을 알아보도록 하겠습니다.

유형① 과도한 스트레스가 원인인 '밥풀형 끈적끈적한 혈액'

백혈구가 밥풀처럼 끈적끈적한 상태로 서로 붙으면서 발생하는 오염

입니다. 끈적끈적한 백혈구는 혈관의 벽에 쉽게 달라붙어요.

이런 상태를 유발하는 가장 큰 원인은 스트레스, 과로, 불규칙한 생활 리듬입니다.

몸이나 마음에 큰 스트레스를 받게 되면, 혈관을 수축시키는 호르몬이 대량으로 분비되어, 혈관이 꽉 움츠린 상태가 되어 버립니다.

그러면 혈압이 상승하고 심박수(心搏數)도 올라갑니다. 그 결과 혈액 펌프 역할을 하는 심장이나 혈관의 벽에 가해지는 부담이 증가하고 혈관은 손상을 입게 됩니다.

또한, 끈적끈적한 백혈구는 활성 산소에 노출되면 더욱 흉악해지는 것으로 알려져 있습니다. 활성 산소에 관해서는 46쪽에서 자세히 설명하겠습니다.

유형② 혈당이 너무 많아서 생기는 '벌꿀형 찐득찐득한 혈액'

혈액 중에 당이 만성적으로 과다한 상태인 당뇨병 환자나 비만인 사람에게 많이 나타납니다. 그러나 마른 체형이라도 설탕을 다량 사용한 과자를 즐겨 먹거나 흡수가 빠른 당이 포함된 음료를 자주 마시는 사람은 혈당이 급상승할 때가 많으므로 이 유형에 해당할 확률이 높습니다.

유형②는 '찐득찐득한 혈액'은 혈액 중의 당이 너무 많아 적혈구에 **이상이 생기면서 발생합니다.**

통상 적혈구는 중앙이 옴폭한 원반 형태지만 자유자재로 형태를 바꿀 수 있습니다.

혈관의 두께나 형상에 따라 얇고 길쭉해지기도 하고 납작해질 때도 있습니다. 형태를 바꿔가며 머리카락보다 가는 혈관을 자유롭게 통과합니다.

그런데 **적혈구에 이상이 생기면 적혈구가 딱딱해지면서 유연하게 형태를 바꿀 수가 없습니다.**

갓 지은 찹쌀떡을 떠올려보면 이해하기가 쉽습니다. 방금 지은 떡은 부드러워서 어떤 형태로든 만들 수 있지만, 시간이 지나 떡이 굳으면 모양을 바꾸기가 어렵습니다.

이때에 이상이 생긴 적혈구는 딱딱해진 떡과 같은 상태로 혈관을 지날 때 혈관의 벽에 걸리기도 하고 가느다란 혈관을 막아버리기도 합니다. 이때 혈액은 찐득찐득한 벌꿀과 같은 상태로 되어 있습니다.

스트레스 과다일 때 혈액 상태

혈액이 혈관을 흐르는 모습을 나타낸 것입니다. 가운데 부분의 육각형 물체 사이사이가 모세혈관이고 그 사이를 혈액이 위에서 아래로 흐르는 모습입니다.

찰랑찰랑한 혈액이 흐르는 모습

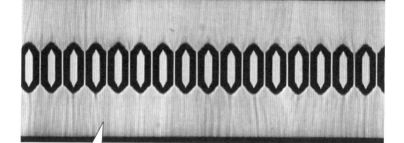

정상 혈액은 흐름이 빠르기 때문에 유선으로 보입니다.

흰색 공처럼 보이는 것이 백혈구이다. 서로 엉겨 붙어 큰 덩어리가 되면서 혈류가 원활하지 않다.

유형 ①

'밥풀형 끈적끈적한 혈액'이 흐르는 모습

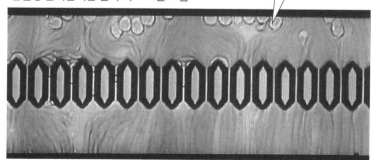

유형③ 중성지방이 많을 때 '설탕형 껄쭉껄쭉한 혈액'

혈액 검사 결과, 중성지방 수치가 높고 의사에게 지방간이라는 진단을 받은 사람은 거의 100퍼센트 혈액이 껄쭉껄쭉한 상태입니다.

이 껄쭉껄쭉한 혈액은 **혈소판이 서로 엉겨 붙어 발생합니다.**

혈소판은 작은 알갱이 형태인데, 백혈구나 적혈구와 비교하면 크기가 매우 작습니다.

많은 혈소판이 서로 엉겨 붙어 만들어진 덩어리는 굵은 설탕을 묻힌 전병의 표면과 아주 비슷한 상태가 됩니다. 그래서 혈관을 지날 때 혈관의 벽에 걸려 흐름을 방해하고 혈관의 벽을 크게 손상합니다.

'설탕형 껄쭉껄쭉한 혈액'의 가장 큰 원인은 중성지방입니다.

또한 혈액 내의 중성지방이 증가하면 중성지방의 연소 찌꺼기(Remnant)도 증가합니다. 이 물질은 적혈구의 막을 무르게 만드는 특성이 있습니다.

적혈구의 막이 약해지면 적혈구가 혈관의 벽에 부딪힐 때 그 충격으로 막이 찢어지면서 ADP(아데노신이인산)라는 물질이 방출되는데, 이 ADP가 혈소판을 끈끈하게 만듭니다. 끈끈해진 혈소판은 덩어리로 만들어지기 쉬워집니다.

혈당, 중성지방이 너무 많은 혈액

유형②

'벌꿀형 찐득찐득한 혈액'이 흐르는 모습

딱딱해져서 틈을 통과하지 못한 적혈구가 쌓여있습니다.

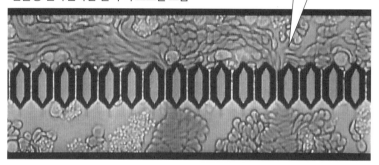

유형③

'설탕형 껄쭉껄쭉한 혈액'이 흐르는 모습

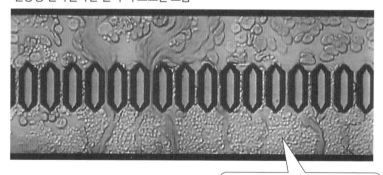

알갱이처럼 보이는 것이 혈소판 덩어리입니다. 설탕 덩어리 같은 상태로 혈관에 걸립니다.

주의해야 할 것이 평소에는 중성지방 수치가 정상인 사람이라도 혈액 검사 전날 술을 마시면 혈액 내의 중성지방이 급격히 늘어나서 많은 설탕형의 덩어리가 발생한다는 것입니다. 이런 상태를 저는 '일시적으로 껄쭉껄쭉한 혈액'이라고 칭하는데, 이런 '일시적인 상태'가 빈번해지면 혈액은 만성적으로 껄쭉껄쭉한 상태가 됩니다. '일시적으로' 껄쭉껄쭉할 때 혈액을 청소해야 만성화를 예방할 수 있습니다.

여기까지 혈액 오염의 3가지 유형으로 나누어서 살펴봤습니다. 그런데 꼭 짚고 넘어가야 할 점은 3가지 모두에 해당하는 사람들이 많이 있다는 것입니다.

불규칙한 생활, 과도한 스트레스, 달고 기름진 음식, 비만과 같은 요인이 겹쳐지면, 3가지 혈액 오염이 동시에 나타날 가능성이 큽니다.

혈액이 더러워지면 어깨 결림, 권태감, 냉증 등 '특별한 원인 모를 증상'이 나타납니다. 이때 몸이 보내는 경고 신호를 무시하면 심각한 질병으로 발전할 수 있습니다.

이어서 소개하는 질병들을 보고 '설마 이런 병까지!?'라고 생각할지 모르나, 다음의 목록은 혈액 오염이 유발하는 질병의 극히 일부에 불과합니다.

혈액 오염의 위험성을 올바로 인식하고 '내일부터'가 아니라 '지금 당장' 혈액 청소를 시작해보세요.

◇ 더러워진 혈액이 유발하는 질병 [1부]

• 동맥경화 • 이상지질혈증 • 당뇨병
• 뇌경색 등 뇌혈관 질환 • 심근경색 등 심장 질환 • 암
• 갱년기 장애 • 부인과 질환 • 치매

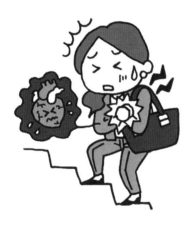

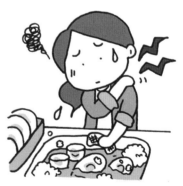

어깨 결림 등은 심각한 질병의 전조일 가능성이 있으니 간과해서는 안 된다

‘혈액을 말끔하게 청소하는 수프’는 혈액 오염의 원흉을 퇴치하는 영양소를 평소에 쉽게 섭취하는 데 초점을 맞춰 개발한 레시피입니다.

혈액 속 과다한 당질과 중성지방을 줄이고 스트레스를 완화하는 효과가 있는 영양 만점 수프입니다. 번거로운 조리 과정 없이 꾸준히 지속할 수 있는 ‘혈액을 말끔하게 청소하는 수프’를 지금 바로 시작해보세요.

중성지방의 진짜 공포는 '매우 나쁜 콜레스테롤'를 증가

중성지방이 좋은 콜레스테롤(HDL 콜레스테롤)을 줄이고, 나쁜 콜레스테롤(LDL 콜레스테롤)을 늘린다는 사실은 널리 알려져 있습니다. **최근 연구에서는 중성지방이 나쁜 콜레스테롤보다 더 나쁜, 소형 LDL 콜레스테롤(sd-LDL)을 증가시킨다는 사실이 밝혀졌습니다.**

소형 LDL 콜레스테롤은 사이즈가 작은 데다 혈액에 오래 머물러 혈액 안에서 산화되기 쉽다는 특성이 있습니다. 산화되기 쉬운 소형 LDL 콜레스테롤이 혈관의 벽에 침투하면 혈관 세포가 손상되어 동맥경화가 진행됩니다.

특히 중성지방 수치가 높은 사람에게 흔히 보이는 '설탕형 걸쭉걸쭉한 혈액'에서는 매우 나쁜 콜레스테롤이 더 쉽게 증가하는 경향이 있습니다.

LDL 콜레스테롤이 많은 사람 중에서도 **소형 LDL 콜레스테롤이 많은 사람은 심근경색이 발병할 위험이 3배나 크다**는 연구 보고도 있습니다.

건강검진 결과 중성지방 수치가 높다고 진단받거나 배만 볼록한 체형인 사람, 말랐으나 중성지방 수치가 높은 내장지방형 비만에 속하는 사람은 소형 LDL 콜레스테롤의 비율이 높다고 판단할 수 있으므로 각별한 주의가 필요합니다.

중성지방 증가의 주된 원인은 다음과 같습니다. 해당하는 항목이 하나라도 있다면 지금 바로 개선해보세요.

◇ 중성지방을 증가시키는 요인

- 지질보다 당질 섭취가 많다
- 알코올을 과다 섭취한다
- 흡연한다
- 편식이 심하다 (영양 불균형)
- 스트레스가 심하다
- 운동량이 부족하다
- 과식으로 열량을 과다 섭취한다 (비만)

'혈액을 말끔하게 청소하는 수프'에는 중성지방 감소 효과가 있는 식재료를 사용합니다. 리코펜과 베타카로틴이 풍부한 토마토, 이소플라본과 안토시아닌이 함유된 '검은콩 가루' 등을 적극적으로 활용합니다.

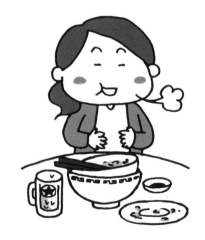

치주병균에 의해 오염된 혈액은 장내 환경을 악화시킨다

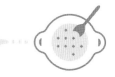

앞서 혈액을 더럽히는 원인 중 하나로, 구강 내의 유해균을 들었습니다(→30쪽 참조). 유해균 중에서도 특히 문제가 되는 것은 치주병균입니다.

현재 일본에서는 연 1회 치과 진료를 의무화하는 '전국민치과검진(国民皆歯科健診)' 제도가 논의 중입니다. 이는 1989년 당시 후생성과 일본 치과의사회가 제창한 '80세가 되어도 20개 이상의 자기 치아를 유지하자'라는 '8020운동'과도 밀접한 관련이 있습니다.

치과 검진을 의무화하는 최대 목적은 치주병 조기 발견과 예방입니다. 치주병이 치아를 잃게 만드는 가장 큰 원인일 뿐만 아니라 **치주병균이 혈액을 통해 전신으로 퍼져서 각종 질병을 유발한다는 사실이 의학적으로 밝혀졌기 때문입니다.**

치주병을 대수롭지 않게 여기는 사람이 많으나, 실제로 치주병이 우리 몸에 미치는 악영향은 상상을 초월합니다. 그 위험성을 알리기 위해 조금 전문적인 부분을 짚어보려 합니다.

치주병균은 잇몸에 난 작은 상처를 통해 혈액으로 들어가서 염증성 사이토카인이라는 물질을 방출합니다. 이 염증 물질이 혈당치를 낮추는 인슐린의 작용을 방해하여 고혈당을 유발하면서 '벌꿀형 찐득찐득한 혈액'(→33쪽 참조)을 만들고 당뇨병 위험을 높입니다.

또 **치주병균이 혈액을 통해 장(腸)의 벽에 도달하거나 침에 섞여 장에 도달하면 장내 세균총의 균형이 무너집니다.** 이런 상태에서 장내 유익균을 늘리는 요구르트 등 장에 좋은 음식을 아무리 먹어도 장내 환경은 좀처럼 개선되지 않습니다. 장(腸) 활동을 개선하는 첫걸음은 사실 구강 내의 환경을 정비하는 일입니다.

최근 연구에서는 치주병균이 알츠하이머형 치매의 원인 중 하나라는 사실이 밝혀졌습니다.
치주병균이 혈액에 유입되면 면역세포 중 하나인 매크로파지가 치주병균을 제거하기 위해 공격을 가합니다.

이때 염증이 일어나고 아밀로이드 베타라는 물질이 발생하는데, 이 물질이 뇌에 쌓이면서 알츠하이머형 치매를 유발하는 것입니다.

치주병균은 혈액 안에 절대 있어서는 안 될 '독소'라고 이해할 수 있습니다.
잇몸이 붓고 잇몸에서 피가 나는 증상이 있으면 한 달에 한 번, 증상이 없어도 잇몸병은 모르는 사이에 진행되는 사례도 많으므로 2~3개월에 한 번은 치과에서 치아와 잇몸 상태를 확인하는 편이 좋습니다.

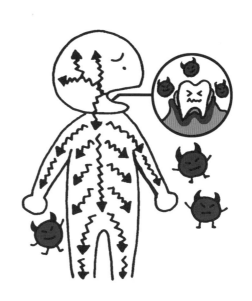

혈액을 오염시키고 노화를 촉진하는 '활성 산소' 청소가 필요해!

'몸에 녹이 슨다'라는 말을 들어본 적이 있나요?

우리 몸에 녹을 만드는 것이 활성 산소입니다. 활성 산소는 혈액 오염의 주범 중 하나입니다.

활성 산소는 강한 독성을 가진 물질입니다. 본래는 체내에 침투한 세균 등을 퇴치하고 제거하는 등 몸에 유용한 역할을 하지만, 너무 많이 발생하면 오히려 해가 되는 존재입니다.

과도하게 증가한 활성 산소는 세포막을 손상하고 세포 안에 침투해 유전자의 기초인 DNA를 공격해서 암과 같이 심각한 질병을 유발하는 등 우리 몸에서 엄청난 악행을 저지릅니다.

또 체내의 온갖 조직을 산화시켜서 세포의 노화를 촉진합니다. 그래서 **기미와 주름을 만들고 피부 탄력을 약화하고 모발을 건조하게 만듭니다.** 모발 양의 감소도 활성 산소가 원인일 수 있습니다.

활성 산소의 무서움에 대해 이제 이해하셨나요.

33쪽에서 설명한 끈적끈적해진 백혈구는 변성된 상태에서 활성 산소의 공격을 받으면 더욱 난폭해집니다.

이처럼 난폭해진 백혈구는 갈색으로 변하며 점성이 강해져 주변에 표류하는 혈소판까지 끌어들여 동그란 구(球) 형태를 만듭니다. 점점 거대해져서 혈관의 벽에 달라붙어 혈관을 좁게 만들기도 하고 쇠약하게 만듭니다.

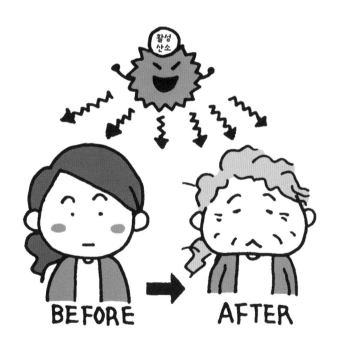

더 큰 문제점은 백혈구 중 하나인 '호중구'가 대량의 활성 산소를 발생시킨다는 것입니다. 호중구는 체내에 침투한 세균 등 이물질을 신속하게 발견하여 스스로 내뿜는 활성 산소로 이물질을 퇴치하는 '백혈구의 최전선 부대'입니다. 호중구는 몸을 지키는 데 꼭 필요한 존재지만 활성 산소를 지나치게 많이 만들어내면 정상 세포까지 손상을 입게 됩니다.

왠지 놀라운 이야기를 하고 있는 것 같습니다만, 활성 산소의 무서움은 더 있습니다.

활성 산소에 의해 중성지방과 콜레스테롤이 산화되면 과산화지질이라는 물질이 발생합니다. 과산화 지질은 혈관의 벽에 달라붙어 동맥경화를 유발하고 심근경색, 뇌경색 등 심각한 질병의 시발점이 됩니다.

지금까지 설명한 활성 산소의 폐해는 극히 일부에 불과합니다. **혈액을 말끔하게 청소를 넘어, 병에 걸리지 않는 몸으로 만들기 위해서는 활성 산소 제거가 매우 중요합니다.**

주변에는 활성 산소를 발생시키는 요인들이 많이 숨어 있습니다. 다음과 같은 요인에 몸을 노출함으로써 체내에 대량의 활성 산소가 발생합니다.

◇ **주변에 숨어 있는, 활성 산소를 발생시키는 요인**

- 자외선
- 흡연
- 과도한 운동 (강도 높고 과격한 운동)
- 스트레스
- 대기 오염 물질
- 방사선
- 산화한 기름 (오래된 기름, 가열한 기름)
- 오래된 인스턴트 음식이나 유탕 처리한 과자 등 산화된 식품
- 식품첨가물

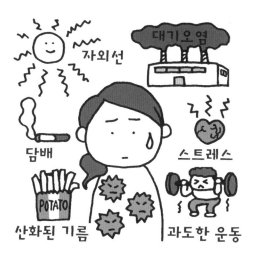

체내 활성 산소를 줄이려면 발생 요인을 가능한 한 피하는 것이 이상적이지만 발생을 완전히 억제하기는 불가능합니다. 그래서 필요한 것이 '항산화 물질'입니다.

항산화(抗酸化) 물질은 식품에 함유된 성분으로 파이토케미컬(Phytochemical)이라고 부릅니다. 항산화 물질을 함유한 식품을 먹음으로써 체내에 발생한 활성 산소를 줄이고 체외로 배출할 수가 있습니다. 항산화 물질이 듬뿍 담긴 '혈액을 말끔하게 청소하는 수프'를 꼭 매일 습관화하기 바랍니다.

'벌꿀형 끈적끈적한 혈액'의 부산물, 당화가 노화를 촉진한다

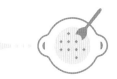

최근 '당화(糖化)'라는 말을 들어보셨나요?

요 몇 해 사이, 활성 산소와 마찬가지로 건강 피해를 가져오는 현상으로 주목을 받고 있는 것이 당화입니다.

또 좀 전문적인 이야기입니다만, 당화의 메커니즘도 알아두셨으면 해서 설명합니다.

혈액 내의 당이 혈관과 피부의 단백질과 결합하면 최종당화산물(AGEs)이라는 물질이 생겨납니다. 체내에 AGEs가 증가하면 피부와 혈관 등 몸의 모든 장기의 노화가 진행되는데 이런 현상을 '당화'라고 합니다.

혈액에 있는 당(혈당)이 많아질수록 당화가 촉진되므로 '벌꿀형 찐득찐득한 혈액'(→33쪽 참조) 상태인 사람은 특히 주의가 필요합니다.

당화의 문제점은 활성 산소보다 제거하기가 어렵고 체내에 축적되기 쉽다는 것입니다. 활성 산소를 제거하는 데는 항산화 물질이라는 활성 산소를 직접 청소하는 식품과 영양소가 많이 있지만, 당화는 원인 물질인 최종당화산물(AGEs)을 없애는 항당화 물질을 함유한 음식이 적은 것도 성가신 부분입니다. **당화로부터 몸을 보호하려면 혈액을 청소하고 혈액 속에 있는 여분의 당을 남기지 않음으로써 최종당화산물(AGEs)의 발생량을 억제하는 것이 무엇보다 중요합니다.**

당화의 주된 발생 원인을 살펴보겠습니다. 핵심은 당화의 원흉이 더러워진 혈액, 특히 '벌꿀형 찐득찐득한 혈액'이라는 점입니다. 이러한 발생 요인을 배제할 것을 유의하면서, '혈액을 말끔하게 청소하는 수프'를 매일 마시는 것으로 혈액 청소를 병행하여 진행하도록 하십시오.

◇ 당화의 주된 발생 요인

- 고혈압
- 고온 조리한 음식 (튀김 등) 섭취
- 감자·옥수수로 만들어진 과당포도당액당 과다 섭취
- 가공 음식 섭취
- 탄 음식 섭취

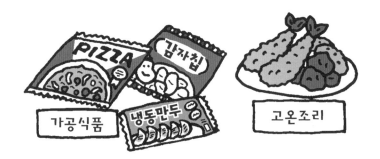

제 2 장

찰랑찰랑 혈액으로
건강한 몸을 만들다

혈액을 말끔한 청소로

핑핑(씽씽)* 생활

*핑핑고로리
(ピンピンコロリ:
건강하게 천수를 누리다가 죽는 것)

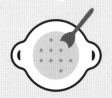

혈액의 오염을 제거하면 혈압이 떨어진다

"저, 혈압이 높아요" 이런 말을 하는 분들이 종종 있는데, 그때 몸속에서 어떤 일이 일어나고 있는지 아세요? 혈압의 원리를 이해하면 이제 건강검진 시기가 다가올 때마다 두근거릴 필요가 없어집니다.

심장은 수축과 확장을 반복하면서 펌프처럼 혈액을 혈관으로 보냅니다.

이때 혈관에 가해지는 압력이 '혈압'입니다.

생크림을 짜는 짤주머니를 떠올려보세요. 생크림의 점도가 높고 딱딱하면 손에 힘을 줘서 짤주머니를 강한 압력으로 눌러야만 생크림이 나옵니다.

그런데 생크림이 적당히 부드러운 상태에서는 그리 힘을 주지 않아도 부드럽게 크림을 짤 수 있습니다.

심장도 이와 마찬가지입니다.

혈액이 끈적해질수록 심장 밖으로 내보낼 때 더 강한 압력을 가해야 합니다. 다시 말하면, **혈액이 오염되어 끈적끈적, 찐득찐득, 껄쭉껄쭉한 점성이 강한 상태가 되면 혈압은 점점 올라갑니다.** 이때 압력이 지나치게 높아진 상태가 고혈압입니다. 당연히 심장에 부담이 커질 수밖에 없습니다.

또 제1장에서 설명했듯이(→31쪽 참조) 끈적끈적, 찐득찐득, 껄쭉껄쭉해진 혈구는 혈관의 벽에 붙어서 혈액이 흐르는 길을 좁게 만듭니다.

상태가 악화되면 혈관 내의 플러그(콜레스테롤 등 지질 덩어리)라는 혹이 만들어집니다. 이런 혹이 생기면 혈액은 혈관을 흐르기가 더욱 어려워지고 자연히 혈압이 올라갑니다.

고혈압이 중증으로 진행되면 혈관 막힘이 악화되어 혈액이 지나는 통로가 극단적으로 좁아지므로 혈압강하제를 복용하거나 혈액이 지나가는 혈관 길을 넓히는 조치(스텐트)를 할 필요가 있습니다.

그러나 **고혈압 초기 단계에서는 혈액 청소로 혈액의 점성을 낮춰서 흐름을 원활하게 개선하는 것만으로도 혈압이 자연스럽게 떨어질 수**

도 있습니다. 이때 '혈액을 말끔하게 청소하는 수프'가 큰 효과를 발휘할 수 있습니다.

고혈압 진단 기준은 수축기 혈압(최고 혈압)이 140mmHg 이상, 또는 이완기 혈압(최저 혈압)이 90mmHg 이상인 경우입니다. 혈압은 나이가 들면서 자연스럽게 다소 높아지지만, 나이와 관계없이 정상 수치에 가까운 상태를 유지하는 것이 이상적입니다.

고혈압은 혈액과 혈관에서 보내는 'SOS' 신호로써 심각한 질병의 전조로 인식해야 합니다.

고혈압 상태를 방치하면 혈액의 통로가 막혀서 심근경색, 뇌경색 등으로 이어지므로 혈압이 높다는 진단을 받으면 곧바로 생활을 개선할 필요가 있습니다.

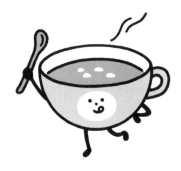

깨끗한 혈액을 가진 사람은
살이 쉽게 빠지고 잘 찌지 않는다

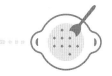

비만은 만병의 근원이기에 비만 환자에게는 체중을 줄이도록 지도하는데, '식이 조절을 해도 살이 빠지지 않는다'고 호소하는 환자가 무척 많습니다.

식이 조절로도 살이 빠지지 않는 주된 이유 중 하나는 바로 '혈액 오염'입니다.

혈액은 체내 노폐물을 회수하여 배출하는 기능도 담당하기 때문에 혈액이 더러워져서 혈류가 원활하지 못하면 아무리 식이 조절을 하더라도 노폐물이 빠져나가지 않습니다.

이해하기 쉽게 설명하자면, 쓰레기 수거일에 쓰레기를 내놓았는데 수거 차량이 오지 않거나 오더라도 쓰레기의 일부만 수거해 가는 것과 비슷한 현상입니다. 이와 같은 상태로는 체중을 도통 줄일 수가 없겠지요.

또 다른 문제점은 **혈액 상태가 나빠지면 살찌기 쉬운 체질로 바뀐 다는 것**입니다.

혈액은 몸 구석구석에 영양을 전달하는 역할을 하므로 혈액이 제대로 순환하지 못하면 각 조직에 영양이 충분히 전해지지 않아서 장기가 제 기능을 해내지 못합니다.

내장을 포함해 우리 몸에 있는 조직은 음식으로 섭취한 에너지와 영양분을 사용합니다. 에너지를 활용하는 기능이 저하되면 저하된 만큼 에너지가 쓸모없어집니다. 자동차는 달리지 않으면 연료(에너지)를 소비하지 않으니 급유할 필요가 없지요. 인간도 마찬가지입니다.

에너지 소비량이 적어지면 필요한 에너지가 적어지므로 식사를 많이 할 필요가 없습니다.

에너지 소비량이 줄어든 상태에서 음식을 많이 먹으면 많은 에너지가 남아돌게 되고, 여분의 에너지는 대부분 지방이 되어 내장 주변과 피부 아래에 쌓입니다.

내장 주변에 붙은 지방은 내장지방, 피부 아래에 붙은 지방은 피하지방이라 부릅니다.

나이가 들면 내장과 근육 등 에너지 사용자의 활동이 저하되는 경향이 나타납니다. 특히 중년, 노년이 되면 그런 경향이 강하게 나타나 체중을 줄이기가 어려워집니다.

여기까지 읽어주시면 혈액 흐름을 좋게 해서 체내 에너지 사용자인 내장이나 몸 조직의 기능을 활성화하는 것이 여분의 지방을 늘리지 않는 비결이라는 것을 이해하실 수 있지 않을까요?

체중을 감소하려면 식사량을 어느 정도 줄일 필요가 있으나 극단적인 식사 제한은 오히려 역효과를 부릅니다.
극단적으로 식사를 제한하면 영양 균형이 무너져 혈액 오염이 악화되면서 살찌기 쉬운 체질로 만들어버립니다.

체중을 줄이는 것을 목표로 한다면, 우선 혈액 청소에 눈을 돌리는 것이 상책이라고 할 수 있습니다.

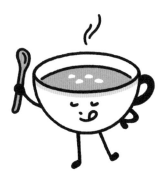

혈액이 깨끗해지면 세포 생성이
정상화되어 피부, 손톱 상태가 좋아진다

목욕할 때 때를 밀면 피부가 부들부들해지는데, 이는 비교적 어린 피부이기 때문입니다. 떨어져 나간 때는 생성된 지 오래된 피부입니다.

때가 나오는 것은 '턴오버(Turnover)'라는 구조 때문입니다.

우리의 피부는 늘 새로 생겨나고 교체되면서 오랜 피부가 떨어져 나가는 과정이 반복됩니다. 이를 턴오버라 하며 약 4주 주기로 이루어지는데 턴오버 주기가 망가지면 피부가 거칠어지고 기미와 주름 등이 생깁니다.

턴오버 주기가 흐트러지는 원인 중 하나는 혈액 정체입니다. **혈류가 원활하지 못하면 피부 세포에 영양과 산소가 충분히 공급되지 않아서 피부가 정상적으로 생성·교체되지 않습니다.**

떨어져 나가야 할 오래된 피부가 아직 남아 있으면 얼굴색이 칙칙해집니다.

머리카락도 피부와 마찬가지로, 생성과 교체 과정을 거치며 건강을 유지합니다.

두피의 혈류가 원활하지 않으면 어떤 현상이 나타날까요? '머리카락 뿌리에 있는 모근 세포에 영양과 산소가 전달되지 않는다 →턴오버 주기가 흐트러진다→흰머리가 늘어난다, 모발이 가늘어지고 많이 빠진다'라는 흐름이 형성됩니다.

손톱도 마찬가지입니다. 손톱 자체에 혈액은 흐르지 않지만, 손톱 뿌리에는 모세혈관이 모여있습니다. 해당 부분의 혈류가 원활하지 못하면 손톱에 충분한 영양분이 공급되지 않으므로 손톱이 건강하게 생성되지 않습니다.

모세혈관의 지름은 머리카락(0.08mm)보다 더 가는 5~10 μm(1mm의 1,000분의 1)입니다.
혈액이 끈적해지거나 찐득해지면 가장 먼저 모세혈관의 혈류에 이상이 생깁니다.

그 결과, 혈액 상태가 나빠지면 모세혈관의 많은 피부와 두피 등 몸 표면에 가까운 부분의 조직, 손끝 등의 말단 부위에 그 영향이 나타납니다.

그러니까, 혈액 청소로 혈류를 개선하는 것은 피부·머리카락·손톱을 건강하고 아름답게 가꾸는 지름길입니다. 고가의 화장품과 미용 기구를 사용해도 혈액이 더러운 상태에서는 효과가 일시적일 수밖에 없습니다. 아름다운 피부와 머릿결을 만드는 데는 혈액 청소가 더욱 효과적입니다.

참고로 MC-FAN(→26쪽 참조)으로 두꺼운 혈관이 아니라 모세혈관을 검사하는 이유는 모세혈관의 혈류 상태로 혈액의 오염 정도를 조기에 발견할 수 있기 때문입니다.
혈액이 끈적끈적, 찐득찐득, 껄쭉껄쭉해지면 모세혈관의 혈류부터 나빠집니다.

한편, 두꺼운 혈관에서 눈에 띌 정도의 이상이면 혈액 상태가 상당히 심각한 수준으로 악화되어 심근경색 같은 심각한 질병 바로 전 단계인 경우가 많습니다.

큰 병을 예방하기 위해서도 피부와 머리카락, 손톱 등에 이상이 나타나면 '나이 탓이니 어쩔 수 없다'고 간과하지 말고 곧바로 혈액을 깨끗하게 만들 대책을 마련해야 합니다.

혈류가 개선되면 어깨 결림이나 부종이 단번에 개선된다

어깨 결림을 호소하는 환자에게 '그것은 혈액이 더러워져 있기 때문'이라고 전하면 다들 깜짝 놀랍니다. 실제로 어깨 결림을 비롯해 근육 결림으로 힘들어하는 사람 중에 혈액이 깨끗한 사람은 없습니다(→38쪽 참조).

혈액이 오염되어 흐름에 이상이 생기면 근육에 신선한 산소가 충분히 전달되지 않기 때문에 근육은 산소 결핍 상태가 됩니다. 피로 물질이 원활하게 배출되지 않아 근육에 쌓이게 되고 근육이 딱딱해집니다. 이것이 어깨 결림의 원인입니다.

부종도 혈류 이상에서 비롯되는 증상 중 하나입니다. 혈액 흐름에 문제가 생기면 림프관을 흐르는 림프액의 흐름에도 영향을 미치는데 림프액이 원활하게 흐르지 못하면 림프액의 주성분인 혈장(혈액 중 혈구와 영양소를 운반하고 노폐물을 배출하는 성분)이 세포와 세포 사이에 남게 됩니다.

이것이 부종의 원인입니다.

혈액이 오염되어 혈류가 원활하지 못하면 체내 쓰레기인 피로물질과 여분의 수분, 노폐물이 제대로 회수되지 않고 세포 사이 사이에 쌓여 증상이 악화됩니다.

마사지 등의 대증요법은 증상을 일시적으로 개선할 수는 있으나 근본적인 해결법은 되지 못합니다.

몸의 결림과 부종은 삶의 질을 크게 저하시키는 요인이므로 지금 바로 혈액을 청소하여 근본적으로 해결할 필요가 있습니다.

모세혈관 혈류를 개선하여 냉증과 오한을 해결한다

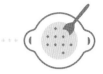

한여름 더위에 땀이 뻘뻘 나는 데도 손끝 발끝이 차갑다고……. 주변 사람은 덥다고 하는데 뭔가를 걸치지 않으면 추워서 어쩔 줄 모르겠다며, 고충을 토로하는 환자가 많습니다. 이러한 냉증과 오한도 혈액 상태가 문제일 가능성이 있습니다.

혈액은 온몸을 구석구석 순환함으로써 체온을 적절하게 유지하는 기능을 하므로 혈액이 원활하게 순환하지 않으면 체온은 내려갑니다.

특히 60쪽에서 피부·머리카락·손톱 항목에서도 설명했듯이 **손끝 등 몸 말단 부분의 혈관은 거의 모세혈관으로 이루어져 있으므로 혈액이 더러워져 점성이 높아지면 순식간에 혈류가 나빠져서 냉증이 나타납니다.**

무서운 것은 그 상태를 방치하면 결국 모세혈관이 막히면서 괴

사하게 되어 모세혈관의 수가 줄어들게 된다는 것입니다. 그러면 혈액이 그 부분으로 흐르지 않게 되기 때문에 더욱 냉기 증상이 악화되어 버립니다.

핫팩을 사용하거나 목욕으로 몸을 따뜻하게 하거나 하면 일시적으로 냉기를 개선시킬 수 있습니다.

그러나 그것은 일시적인 것으로 근본적으로 냉기를 개선하기 위해서는 혈액이 원활하게 흐르는 상태로 만들어야 한다는 것을 알아둡시다.

혈액 순환을 개선하여 감염병에 지지 않는 면역력 만들기

앞에서 언급했듯이 혈액은 체온 조절을 담당합니다. 다시 말해 체온이 낮다는 것은 혈액이 끈적끈적, 찐득찐득, 껄쭉껄쭉해졌다는 신호입니다.

체온이 낮아질 때의 문제점은 면역력이 떨어진다는 점입니다. **체온이 1도 내려가면 림프구의 기능이 저하되면서 면역력이 30% 떨어진다는 것이 밝혀졌습니다.**

일반적으로 면역력이 높아지는 체온은 36.5~37도 미만이라고 알려져 있습니다.

면역력은 '병에 걸리지 않는 힘'을 말하며 병원균, 바이러스 등과 같은 이물질로부터 몸을 보호하는 능력입니다.

예를 들어, 직장 내 독감이 유행할 때 바로 감염되는 사람이 있는가 하면 감염되지 않는 사람도 있습니다. 면역력에는 개인차가 있어서 면역력이 높으면 체내에 바이러스가 침투해도 면역기능이 작동해서 바이러스를 퇴치하므로 감염이 되지 않거나, 감염되더라도 중증으로 진행되지 않습니다. 코로나바이러스 감염증(COVID-19)도 예외는 아닙니다.

우리 몸에서는 백혈구의 일종인 림프구가 면역을 담당합니다. 림프구는 외부에서 들어온 세균과 바이러스, 체내에서 발생한 암

세포 등 몸에 해를 가하는 이물질을 제거하는 기능이 있습니다. 즉, 면역력은 림프구의 활동과 밀접한 관련이 있습니다.

그런데 혈액의 흐름이 나빠져서 체온이 떨어지면… 이제 알겠죠? 그렇습니다, 림프구의 기능은 저하되고 면역력도 떨어지게 되는 것입니다.

면역력을 유지하는 데 유용한 팁 한 가지는 '**평소 체온을 파악해 두기**'입니다.

겨우 이런 일이 면역력을 지키는 데 도움이 될까 의아할 수도 있으나 실제로 평소 체온을 알아두면 혈액 상태와 면역력을 측정하는 데 매우 유용합니다. 체온을 매일 같은 시간에 측정하는 습관을 만들어 보세요.

참고로 근육은 열을 발생시키는 기관입니다. 평소 체온이 낮다면 몸을 움직여서 근육량을 늘림으로써 면역력을 높일 수 있습니다.

혈류가 막히면 뇌에 큰 타격! 치매의 위험성이 높아진다

젊었을 때와 비교해서 집중력이 저하되거나 깜빡 잊는 실수가 느는 것을 대부분 자연스러운 현상으로 받아들이지요. 그런데 정말 주의력 산만과 건망증이 모두 나이 탓일까요? 꼭 그렇지만은 않습니다. 사실은 이것도 뇌 내의 혈류 이상이 원인일 가능성이 큽니다.

뇌 전두엽으로 가는 혈류가 나빠지면 영양과 산소가 잘 전해지지 않아 집중력과 주의력, 판단력 등이 저하된다는 것이 연구에서 밝혀졌습니다.

뇌는 모세혈관의 집합체로 뇌 전체에는 극도로 가는 혈관이 그물망처럼 퍼져 있습니다.

그래서 혈액이 끈적해지거나 찐득한 상태가 되면 곧바로 뇌 혈류에 이상이 생겨 다양한 질병의 위험이 커집니다. 뇌경색, 뇌출혈 등 뇌혈관 장애가 대표적입니다.

또 열사병에 걸렸을 때 두통, 의식 장애 등 뇌에 관련된 증상이 나타나는 것은 탈수로 인해 혈액의 점도가 높아져서 뇌 혈류에 문제가 생겼기 때문입니다. 62쪽에서 언급한 몸의 말단 부분과 마찬가지로 모세혈관이 많은 모여있는 뇌는 혈액 오염의 영향을 가장 먼저 받습니다.

최근 알츠하이머형 치매의 원인 물질로 주목받고 있는 것이 뇌의 노폐물인 아밀로이드 베타입니다. 이것도 혈류가 나빠짐으로써 뇌 내에 축적되어 가는 것으로 알려져 있습니다.
즉, 혈액을 청소하고 흐름을 좋게 하는 것이 치매 예방에도 도움이 된다는 것입니다.

참고로 혈액 중의 당이 너무 많은 고혈당 상태이면 아밀로이드 베타의 생성률이 늘어난다고 알려져 있으므로 '벌꿀형 찐득찐득한 혈액'인 사람은 특히 주의가 필요합니다.

어쨌든 뇌는 혈액 오염의 영향을 받기 쉬운 기관 중 하나입니다. 그러므로 뇌 건강을 지키기 위해서는 혈액을 청소하는 것이 필수적이라고 할 수 있습니다.

혈액이 더러워진 상태로는
장내 환경을 개선할 수 없다

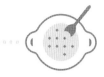

'요구르트와 낫토처럼 장(腸)에 좋다는 식품을 매일 먹는데도 변비와 설사를 반복한다'고 토로하는 환자가 적지 않습니다.

장내 환경이라는 용어가 널리 퍼지면서 요구르트와 낫토 같은 발효 식품을 섭취하여 장내 환경을 바로잡으려는 사람이 늘어나는 한편, 긍정적인 결과를 얻지 못해 고민하는 사람 또한 많아졌습니다. 안타깝게도 발효 식품을 먹는 것만으로는 장내 환경을 개선할 수 없습니다. **혈액이 더러운 상태에서는 장내 환경이 개선되지 않기 때문입니다.**

장(腸)을 둘러싼 혈관의 혈류가 나빠지면 장을 수축해서 변을 이동하고 몸밖으로 내보내는 '연동운동'이 활발하게 이루어지지 않습니다. 그러면 장내에 쌓인 변을 원만하게 배출하지 못해 노폐물이 쌓이면서 장내 환경이 악화됩니다. 그런 상태로는 장에 좋은 음식을 아무리 먹어도 장내 환경이 좋아질 리 없겠지요.

변비나 설사로 고생하는 사람, 요구르트 등 발효식 품을 많이 먹고 있음에도 불구하고 장(腸) 상태가 전혀 개선되지 않는 사람은 '혈액을 말끔하게 청소하는 수프'를 병행하여 먹는 것이 매우 좋습니다.

또한 위(胃)의 혈류가 나빠지면 음식을 소화하는 능력이 떨어져 체하는 등 위(胃)의 상태가 좋지 않은 일이 발생하기 쉽습니다.

'혈액을 청소하는 수프'로 쉽게 지치지 않고 피로 회복력 높은 몸 만들기

혈액이 끈적끈적, 찐득찐득, 껄쭉껄쭉한 상태인 사람의 공통적인 호소가 바로 '왠지 피곤하다' '피로가 전혀 풀리지 않는다'입니다.

피로 회복의 열쇠는 '혈류'에 있습니다. **체내에서 발생한 노폐물**

이나 독소는 간장(肝臟)과 신장(腎臟)에서 처리되는데 혈액이 이런 유해 물질을 운반하는 역할을 합니다. 그러니 혈류에 문제가 생기면 운반 작업이 정체되기 때문에 노폐물과 독소가 제대로 배출되지 않는 것입니다. 체내에 독소가 쌓이면 당연히 피곤이 풀리지 않고 항시 몸이 무겁게 느껴집니다.

피로를 해소하고자 영양 드링크, 에너지 드링크를 마시는 사람도 많지만, 혈액이 더러워진 상태에서는 영양 성분이 충분히 흡수되지 않아 효과를 얻기가 어렵습니다. 혈액 청소가 선행되지 않으면 고가의 영양 드링크도 효력을 발휘하지 못합니다.

영양가 있는 음식을 먹고 잠을 충분히 자는데도 피로가 풀리지 않는다면 영양 드링크에 의지하기 전에 혈액을 말끔하게 청소하는 수프를 마시는 편이 효과적입니다.

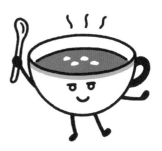

자궁으로 가는 혈류를 개선하면 생리통이 완화된다

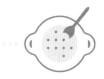

　여기서 한 가지 생각을 깨뜨립시다. 생리통이 있는 것은 당연하고, 경혈(經血: 여자의 월경 때 나오는 피)은 질척질척한 것이라고 생각하지 않습니까? 그건 잘못된 것입니다. 본래 혈액이 깨끗한 상태라면 생리통은 일어나지 않고 경혈(생리혈)도 찰랑찰랑합니다. 즉, 질척질척한 경혈은 혈액이 더러워져 있다는 증거인 것입니다.

　질척질척한 경혈(생리혈)을 대수롭지 않게 여겨 방치하면, 자궁으로 산소와 영양이 전달되기 어려워져 노폐물이 쌓이게 됩니다. 그것이 생리통을 일으키는 원인이 됩니다.

　이뿐만 아니라 임신했을 때 태아에 미치는 영향도 고려해야 합니다. 혈류 문제를 방치하면 훗날 심각한 갱년기 장애를 겪을 위험도 커집니다.

　생리통이 심하다, 경혈(생리혈)이 질척질척한 것 같은 사람은 우선 혈액 청소를!

자궁으로의 혈액 흐름이 원활해지면, 경혈(經血)은 찰랑찰랑해지고 생리통도 완화되어 갈 것입니다.

'혈관력(血管力)'을 길러서 혈액 청소를 자동화하기

혈액의 오염을 제거하고 찰랑찰랑 흐르는 상태로 두면 혈관은 강하고 유연한 상태를 유지할 수 있습니다. 이것을 '혈관력(血管力)'이라고 합니다. 혈액이 힘차게 흐르면 혈관 사이에 마찰이 생기고 혈관의 벽은 단련되기 때문입니다.

혈관의 벽이 튼튼해지면 쉽게 손상되지 않고 혈관의 수축과 이완이 유연하게 이루어집니다. 자연히 혈압이 안정되므로 뇌경색이나 심근경색처럼 생명과 직결되는 동맥경화성 질병을 예방할 수 있습니다.

또한 혈액과의 마찰로 인해 혈관의 벽이 자극을 받으면 혈관을 부드럽게 만들어 확장시키는 일산화질소(NO)의 생성이 촉진됩니다. 일산화질소에 대해서는 제6장 139쪽에서 자세히 살펴보겠습니다.

혈액이 혈관 안을 원활하게 흐르면 혈관은 정기적으로 청소가 되어 혈관의 벽이 더러워지지 않습니다. 그러니 이상적인 시스템이 자연히 구축됩니다.

벽에 들러붙은 묵은 때는 걸레로 세게 문지르지 않으면 잘 떨어지지 않습니다. 혈관도 마찬가지입니다. 혈액이 힘차게 흘러 마찰이 생겨야 혈관의 벽이 깨끗하게 유지됩니다.

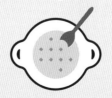

제 3 장

당신의 생활 습관은
적절합니까?

그 습관이

혈액을 더럽히고 있다

흡연은 백해무익

 금연의 필요성은 아무리 강조해도 지나치지 않습니다. '흡연자 중 혈액이 깨끗한 사람은 없다'고 단언할 수 있을 만큼 흡연은 백해무익한 행위입니다. 담배 연기에는 타르를 비롯해 여러 물질이 들어있어 체내에서 독성이 강한 활성 산소를 발생시킵니다.

 특히 백혈구끼리 달라붙기 쉬운 '밥풀형 끈적끈적한 혈액'(→32쪽 참조) 상태라면 더욱 주의가 필요합니다. 47쪽에서 살펴보았듯이 백혈구는 활성 산소로 인해 불량화, 거대화되면서 혈액의 흐름을 방해합니다.

 헤비 스모커(Heavy smoker: 담배를 많이 피우는 사람, 골초)의 백혈구를 MC-FAN(→26쪽 참조)으로 관찰한 결과, 백혈구가 서로 달라붙어 거대화된 데다 착색까지 진행된 상태임이 밝혀졌습니다. 거대화와 착색은 흡연 때문에 대량으로 발생한 활성 산소가 백혈구를 공격해서 나타나는 현상입니다. 동맥경화로 직결될 수 있는 위험한 상태입니다.

담배의 폐해는 이뿐만이 아닙니다. 좋은 콜레스테롤을 감소시키고 혈소판이 뭉쳐서 '설탕형 걸쭉걸쭉한 혈액'의 현상(→36쪽 참조)을 초래합니다.

또한 담배에서 피어오르는 부류연(副流煙)을 마신 사람의 체내에서도 같은 현상이 일어납니다.
즉, 담배는 흡연자뿐만 아니라 가족이나 친구 등 흡연자 주변의 소중한 사람들의 혈액도 더럽혀 버리는 무서운 것입니다.

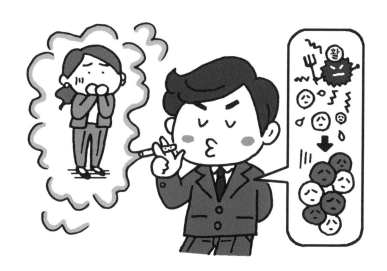

술은 마시는 방법에 따라 '독'도 되고 '약'도 된다

술을 즐겨 마시는 편인가요? 저는 매일 저녁 반주를 즐기는 자타공인 애주가입니다. 술을 좋아하는 사람이라면 어느 정도의 음주가 몸에 적절할지 신경이 쓰일 텐데, 여기서는 애주가에게 기쁜 소식을 전하려 합니다.

알코올은 혈관 확장 작용으로 혈류를 개선하는 효과가 있습니다. 실제로 적당량의 음주가 혈액 흐름을 개선한다는 것이 연구 결과로 밝혀졌습니다. 애주가에게는 그야말로 낭보가 아닐 수 없습니다.

알코올에는 진정 작용도 있어서 혈액 흐름을 개선하는 데 도움을 줍니다. '술은 모든 약 중에 으뜸이다'라는 말이 틀리지는 않습니다. 저도 환자에게 중성지방 수치가 높고 간 기능이 저하된 상태가 아니라면 '술은 적당히 즐기면 문제가 없다'고 조언합니다.

그렇다면 '적당량'은 어느 정도를 말할까요? 일본 후생노동성의 지침에 따르면 1일 순알코올 섭취 기준량은 남성 40g, 여성 20g입니다. 물론 술이 세고 약한 데는 개인차가 있지만 '술이 세다'고 자부하는 사람도 기준량을 동일하게 적용하는 것이 바람직합니다.

2021년부터 주류 용기에 순알코올량을 그램(g)으로 표시하도록 권장되어 확인이 한결 간단해졌으므로 이를 참고하여 '적당량'을 지키도록 합시다.

국내에서는 순알코올량(g) 표시를 찾기 어렵습니다. 주류가 같아도 도수에 따라 순알코올량이 달라지므로 순알코올량 계산식으로 자신이 즐겨 마시는 술의 순알코올량을 미리 확인해두면 과음을 방지할 수 있습니다.
○ 순알코올량 계산식: 술용량(㎖)×도수(%)×0.8(알코올의 비중)
예) 맥주 500(용량)×0.05(도수)×0.8(알코올 비중)≒20g(순알코올량)

▢ 적당량의 기준

- **맥주 500㎖** (큰 캔맥주 1캔)
- **소주(25도) 180㎖** (소주 약 반병)
- **위스키 60㎖** (싱글 약 2잔)
- **레드 와인 300㎖** (와인잔 약 2잔)

• 일본주/청주 180㎖ (약 1홉)

• 브랜디 60㎖ (유리잔 1잔)

• 매실주 100㎖ (글라스 약 1잔)

　다만, 마시는 방법에 따라 술도 독이 될 수 있으니 주의가 필요합니다. 특히 '공복' 음주는 피해야 합니다.

　위(胃)가 비어있는 상태에서 알코올을 섭취하면 알코올 흡수가 빨라 혈액 중 알코올 농도가 급격히 상승하고 혈소판이 서로 엉겨 붙으면서 '설탕형 껄쭉껄쭉한 혈액'이 되기 쉬워집니다.

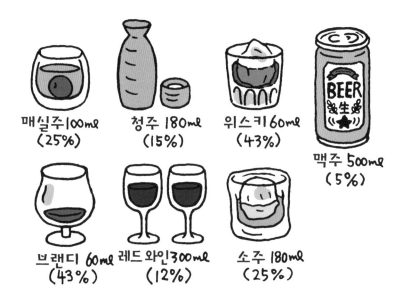

매실주 100㎖
(25%)

청주 180㎖
(15%)

위스키 60㎖
(43%)

맥주 500㎖
(5%)

브랜디 60㎖
(43%)

레드 와인 300㎖
(12%)

소주 180㎖
(25%)

또 한 번에 잔을 비우는 습관도 동일한 현상을 유발하므로 술은 조금씩 천천히 즐기는 편이 좋습니다.

당(糖)을 많이 함유한 달콤한 술도 주의해야 합니다. 혈당치가 급상승하는 데다 혈액 중 당이 과다하여 발생하는 '벌꿀형 찐득찐득한 혈액'이 될 위험이 커집니다. 이뿐만 아니라 당의 과잉 섭취에 따른 칼로리 과다와 중성지방 증가로 '설탕형 껄쭉껄쭉한 혈액'이 만들어지면서 복합성 오염 상태가 됩니다. 복합성 오염 혈액은 심각한 질병으로 이어질 수 있습니다.

추천할 만한 주류는 와인과 맥주입니다. 레드 와인의 원료가 되는 포도씨와 껍질에는 강력한 항산화 효과를 가진 성분 레스베라트롤, 타닌, 안토시아닌, 플라보노이드 등이 포함되어 있습니다. 맥주에는 비타민 B군과 미네랄 등 혈구를 유연하게 하는 성분이 풍부합니다.

단, 한 가지 주의점이 있습니다. 술을 마시면 화장실을 자주 가게 되지요. 이는 알코올의 강한 이뇨 작용 때문입니다. 음주 시 수분을 보충하지 않으면 체내 수분이 줄어들어 혈액이 끈적해지고 혈류가 나빠집니다. 체내에 수분이 부족한 상태로 잠을 자면 뇌경색 등의 발병 위험이 커지므로 **음주 중, 음주 후에는 수분을 충분히 섭취해야 합니다.**

'빨리 먹기·많이 먹기'는 혈당치 스파이크를 부른다

빨리 먹거나 많이 먹는 습관은 혈당치의 급상승을 초래합니다. **공복일 때 한 번에 대량의 음식을 섭취하면 혈액으로 당이 한꺼번에 방출되면서 '벌꿀형 찐득찐득한 혈액'이 됩니다.** 특히 공복일 때 당을 많이 포함한 탄수화물, 단맛과자 등을 먹으면 당이 맹렬한 속도로 흡수되어 혈당치가 급상승합니다.

여기서 혈당치 급상승이 혈액을 오염시키는 구조를 살펴보겠습니다.

혈액 중에 대량의 당이 방출되면 이를 처리하기 위해 췌장에서 인슐린이라는 호르몬이 분비됩니다. 그러면 이번에는 혈당이 급강하합니다. 이것이 '혈당치(血糖値) 스파이크(Spike)'라는 현상입니다.

혈당치 스파이크가 반복되면 췌장이 피폐해지고 인슐린을 정상적으로 분비할 수 없게 됩니다. 결국, 혈당치 조절 기능이 저하되어 혈액 중에 미처 처리하지 못한 당이 대량으로 남게 되므로 혈액이 점차 찐득찐득해집니다.

지나치게 많이 증가한 당을 방치하면 중성지방이 쌓이면서 '설탕형 껄쭉껄쭉한 혈액'이 '벌꿀형 찐득찐득한 혈액'과 동시에 진행됩니다.

그러므로 복합성 오염이 발생하고 당뇨병뿐만 아니라 혈액 중에 콜레스테롤과 중성지방이 과다한 이상지질혈증, 간장(肝臟)에 중성지방이 쌓인 지방간이 발생할 위험이 커집니다.

혈당치 스파이크를 예방하기 위해서는 음식을 한입에 30회 정도 씹는 습관이 유효합니다. 꼭꼭 씹으면 빨리 먹는 것을 예방하여 혈당치가 완만하게 상승하도록 조절할 수 있는 데다 포만중추(飽滿中樞)를 자극해 만복감(滿腹感)을 빨리 느끼게 되므로 폭식을 예방할 수 있습니다.

또한 탄수화물 등 당을 많이 포함한 음식을 먹기 전에 식이섬유가 풍부한 음식을 먹는 것도 혈당치 스파이크를 예방하는 데 도움이 됩니다.

'혈액을 말끔하게 청소하는 수프'는 밥 등 탄수화물을 섭취하기 전에 먹는 것을 추천합니다. 또 채소 등 식이섬유가 풍부한 반찬과 함께 꼭꼭 씹으면서 수프를 먹으면, 혈액의 청소하는 효과가 한층 높아집니다.

혈당치·중성지방 문제를 유발하는 건강식품에 주의를!

① 과일 과다 섭취가 중성지방에 의한 '설탕형 껄쭉껄쭉한 혈액'을 초래한다!?

과일이 건강에 좋다는 것에 의문을 갖는 사람은 거의 없을 것입니다.

그러나 안타깝게도 **과일은 혈액을 더럽히는 원인 중 하나이기도 합니다.**

한 여성 환자가 술을 많이 마시지 않는데도 중성지방 수치가 유난히 높아 지방간이 생긴 상태였는데 문진 결과, 건강을 위해 과일을 자주 먹고 과즙을 함유한 채소 음료를 마신다는 것을 알게 되었습니다.

저는 여기에 원인이 있다고 확신하며 **과일 섭취를 멈추고 과즙이 들지 않은 채소 음료를 마시도록 지도했습니다. 그러자 놀랍게도 1주일 만에 중성지방 수치가 정상범위까지 내려갔습니다.**

대체 과일의 어떤 점이 문제가 되는 것일까요?

원인은 과일에 들어있는 당, '과당(果糖)'입니다. 과당은 다른 당보다 소장에서 흡수되는 속도가 빨라 간장에서 중성지방으로 바뀌기가 쉽습니다.

앞서 언급한 환자는 오랜 기간 과일을 대량 섭취하여 중성지방이 높아지면서 '설탕형 껄쭉껄쭉한 혈액' 상태로 간장에 중성지방이 축적되어 지방간이 발생한 것입니다.

과일은 건강식품이 아니라 기호품입니다. 아침 식사 대용으로 과일, 식후 디저트로 과일, 간식으로 과일, 이런 습관을 반복하면 혈액은 점점 더러워집니다.

밤에 먹는 과일은 몸에 독이 됩니다. 저녁 식후 디저트로 과일을 먹는 것이 가장 좋지 않습니다.

② 달콤한 건강 음료나 건강식품이 당질 과다를 유발하여 '벌꿀형 끈적끈적한 혈액'을 만든다

달콤한 건강 음료, 건강식품이 몸에 좋다는 것은 환상입니다.

어느 날, 혈당치가 높은 환자의 문진 도중 '매일 건강을 위해 유산균 음료를 마신다'라는 이야기가 나와 곧장 유산균 음료 섭취를 멈추도록 지도했습니다. 바로 혈당치가 정상 수치까지 내려간 사례가 있었습니다.

최근 요구르트나 유산균 음료를 비롯해 매우 다양한 종류의 단 건강 음료, 건강식품이 유통되고 있습니다.

그러나 당을 다량 포함한 상품이 아주 많습니다. 맛있게 먹고 마실 수 있도록 하기 위해서는 불가피한 일일 수도 있지만, 당이 잔뜩 들어있는 식품을 매일 먹으면 건강해지기는커녕 혈당치가 올라 '벌꿀형 찐득찐득한 혈액'이 만들어집니다.

요구르트나 유산균 음료는 단맛이 없는 제품을 선택하는 것이 현명합니다.

③ '논-오일(Non-oil) 드레싱(Dressing)이 건강에 좋다'는 거짓말

당질을 너무 많이 섭취하여 '벌꿀형 끈적끈적한 혈액'이 있는 사람에게는 **과당(果糖)-포도당(葡萄糖)-액당(液糖)을 포함한 청량음료나 캔커피, 드레싱 등 가공식품을 즐겨 섭취하는 경향이 보입니다.**

과당-포도당-액당이라는 것은 이성화당(異性化糖)이라고도 불리는 당으로 옥수수나 감자 등으로 만들어진 액상 감미료입니다. 이 당의 커다란 문제점은 혈당치의 급상승을 유발한다는 것입니다.

1일에 몇 잔이나 과당-포도당-액당을 포함한 청량음료, 단 캔커피를 마시고 드레싱을 샐러드에 듬뿍 뿌려서 먹는 사람은 시종일관 혈당치 스파이크(→84쪽 참조)가 발생할 가능성이 있습니다. 이런 상태가 이어지면 '벌꿀형 끈적끈적한 혈액'이 악화될 뿐만 아니라 당뇨병에 걸릴 위험도 커집니다.

또 '중성지방 수치가 신경 쓰이기 때문에 논-오일 드레싱을 사용하고 있다'는 이야기를 많이 듣는데, 이것도 건강에 좋기는커녕 건강을 악화시키고 있는 행위입니다. **논-오일 드레싱은 기름을 사용하지 않는 대신 과당-포도당-액당으로 단맛을 내는 제품이 많기 때문입니다.**

저는 환자에게 논-오일 드레싱보다 올리브 오일 등 양질의 오일을 사용한 드레싱이 몸에 더 좋다고 조언합니다.

식품 표시를 확인하여 **원재료에 과당-포도당-액당이 사용되는 식품은 가능한 한 선택하지 않는 것이** 혈액을 더럽히지 않는 비결이라 할 수 있습니다.

시판 음료를 마실 때는 과당-포도당-액당이 사용된 **청량음료나 캔커피를 피하고 혈액을 말끔하게 청소하는 효과가 높은 녹차를 선**

택하기를 권합니다. 녹차에 포함된 카테킨은 당의 흡수를 완만하게 만들어 혈당치의 급상승을 억제하고 지방의 연소를 촉진하는 작용을 합니다.

지나침은 모자람만 못하다!
운동 부족도, 운동 과잉도 안 돼

근육은 혈액을 더럽히는 당을 청소해주는 기관이므로 혈액 청소에서 매우 중요한 역할을 담당합니다. 이는 반대로, **근육량이 적으면 혈액이 더러워지기 쉽다**는 뜻이기도 합니다.

혈액 중에 떠다니는 당은 췌장에서 분비되는 인슐린에 의해 간장과 근육으로 옮겨져서 몸을 움직이는 에너지가 되는 글리코겐(Glykogen)으로 변환되어 저장됩니다.

그런데 근육량이 부족하면 당을 운반할 장소가 부족해져서 혈액 안의 당을 줄일 수가 없게 됩니다.

또한 **갈 곳이 없어진 당은 결국 체지방으로 저장되어 버리기 때문에 내장지방이나 피하지방이 증가하게 되는 것입니다.**

근육을 늘리는 유일한 방법은 운동입니다. 근육의 재료가 되는 단백질 섭취도 중요하지만, 근육은 사용하지 않으면 양이 늘지 않습니다.

근육은 근섬유의 집합체이며 근섬유는 운동을 통한 자극에 손상되었다가 단백질을 사용하여 회복합니다. 손상과 회복이 반복되면서 근육량이 늘고 강해지는 것입니다.

반대로 근육은 운동에 의한 자극을 받지 않으면 줄어듭니다. 이러한 구조 때문에 운동 부족은 근육의 감소를 초래하고, 그것이 혈액의 오염으로 이어지게 되는 것입니다.

또 **운동으로 심박수가 올라가면 혈류가 빨라져서 혈관 안의 노폐물을 씻어내는 데 도움이 됩니다. 즉 정기적 운동으로 혈관을 청소하는 효과를 얻을 수 있습니다.**

그러나 운동을 너무 많이 하는 것은 몸에 큰 스트레스가 되어 활성 산소를 늘려 버립니다. 따라서 다음 날 피로가 남는 격렬한 운동은 피하고 가볍게 땀을 흘리는 속도로 걷는 산책 정도의 운동을 권장합니다.

편식이 심하면 근육이 줄어든다

근육을 만드는 데 필수적인 단백질인데, 그중에서도 제가 가장 주목하는 영양소가 단백질의 일종인 알부민입니다.

알부민은 혈액에 포함된 단백질의 약 60%를 차지하고 있어 근육과 혈관, 뼈를 만들거나 강화하는데, 필수적입니다. 그렇기에 저는 고령자들에게 단백질을 섭취하도록 강력히 추천하고 있습니다. 그 이유는 '사코페니아(Sarcopenia: 근육감소증)'나 '프레일티(Frailty: 뇌쇠)'를 막기 위해서입니다.

사코페니아(근육감소증)는 근육량의 감소로 신체 기능이 저하된 상태를 말합니다. 진행되면 프레일티(노쇠)이라는 심신이 쇠약해진 상태가 되어 결국에는 누워 있거나 인지 기능에 문제가 발생합니다. 물론 사코페니아가 되면 혈액의 오염이 악화시킨다는 사실은 두말할 필요도 없습니다.

사코페니아 고령자에게 공통된 점은 알부민의 값이 기준치 (3.8~5.3g/dL) 이하라고 합니다. 알부민은 나이가 들면서 감소하기 때문에 노화의 지표라고도 알려져 있습니다.

어느 날, 제 클리닉에 다리와 허리가 많이 약해진 고령의 여성이 내원했습니다.

그분 혈액을 조사했더니 알부민 수치는 몸의 기능이 쇠약해지기 직전인 3.6g/dL이었습니다. 덧붙여서, 이상적인 알부민 수치는 5.0g/dL 이상입니다.

그래서 저는 **알부민을 풍부하게 함유한 고기와 달걀, 특히 달걀을 가능한 한 많이 먹으라고 조언했습니다.**

그랬더니 4개월 후에는 수치가 4.5g/dL까지 회복되어 기운차게 걸을 수 있게 되었고, 안색이나 피부 윤기가 예전과는 비교할 수 없을 정도로 좋아졌습니다.

여기서 한가지 알아두셨으면 하는 것, 영양소는 단독으로 섭취하면 효율적으로 이용할 수 없다는 것입니다.

예를 들어 단백질이 근육의 재료로써 효율적으로 이용되기 위해서는 채소 등에 많이 포함된 비타민 B군의 도움이 필요합니다. 즉, 고기나 달걀만 먹어도 모처럼 섭취한 단백질이 낭비되어 버리는 것입니다. 달걀이나 고기, 생선과 함께 야채 그리고 밥 등도 골고루 균형 잡힌 영양 섭취가 중요합니다.

과도한 스트레스가 혈액을 더럽힌다

정기적으로 혈액 검사를 받는 환자의 혈액 상태를 보고 '최근 스트레스를 많이 받지 않았나요?'라고 물은 적이 있습니다. 그러자 환자가 '요즘 일이 바빠서요. 그런데 어떻게 아셨어요?'라며 놀랐습니다.

이처럼 혈액 상태로 스트레스 정도를 측정할 수 있습니다.

이유를 설명하기 전에, 우선 자율신경계에 관해 살펴볼 필요가 있습니다.

자율신경계에는 긴장·흥분 상태에 있을 때 작동하는 '교감신경'과 충분한 수면과 휴식으로 심신이 모두 안정적일 때 작동하는 '부교감신경'이 있습니다. 두 가지 신경의 균형이 잘 잡혀있어야 건강이 유지될 수 있습니다. 자율신경계의 균형이 흐트러지면 몸과 마음에 이상이 발생합니다.

자율신경계의 균형을 무너뜨리는 주요 원인 중 하나는 스트레스입니다. 과도한 스트레스로 교감신경이 우위가 되면 긴장·흥분 상태에서 아드레날린이라는 호르몬 분비량이 증가합니다. 그러면 혈관이 수축하고 백혈구 안의 호중구 수가 증가합니다.

여기서 잠깐, 앞서 설명했던 내용을 복습해볼까요? 호중구(→47쪽 참조)는 혈액을 오염시키는 원흉 '활성 산소'를 발생시키는 특성이 있는 백혈구의 일종입니다. 즉, 이 호중구가 증가하면 백혈구의 점성이 강해져서 혈소판까지 끌어들여 거대화가 악화되고 딱딱해지면서 혈액의 흐름을 방해합니다.

[자율신경계 작용]

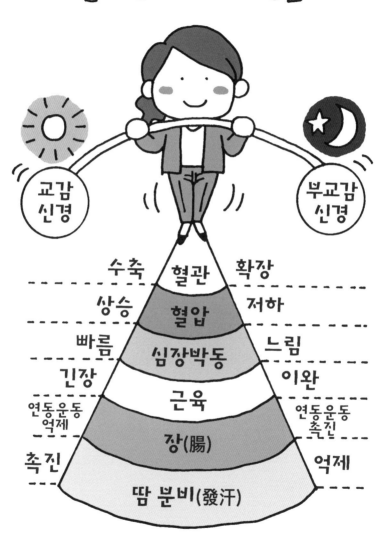

교감신경	혈관	부교감신경
수축	혈관	확장
상승	혈압	저하
빠름	심장박동	느림
긴장	근육	이완
연동운동 억제	장(腸)	연동운동 촉진
촉진	땀 분비(發汗)	억제

한편, 심신이 안정된 부교감신경이 우위에 있으면 백혈구 안의 림프구 수가 늘어납니다. 림프구는 호중구와는 달리 수가 늘어도 혈액의 흐름을 방해하지 않습니다.

여기서 '혈액 상태로 스트레스 수준을 파악하는 방법'의 내막을 공개하겠습니다. 당시 그 환자는 혈중 호중구의 비율이 매우 증가한 상태였습니다.

스트레스로 인해 교감신경이 우위가 되어 심신이 늘 긴장·흥분 상태였기 때문에 호중구 비율이 높아진 것입니다.
스트레스는 순식간에 자율신경계의 균형을 무너뜨리고 혈액을 더럽힐 위험이 있습니다.

자율신경계의 균형을 올바르게 유지하기 위해서도 스트레스 해소가 필수인 셈입니다.

취미 즐기기, 가벼운 운동하기, 느긋하게 목욕하기 등 스트레스 요인과 거리를 두는 환경을 조성하고 몸과 마음을 안정시키는 시간을 1일 1회는 만들어보기 바랍니다.

제 4 장

혈액을 깨끗하게 만드는
식사법과 영양소

아름다운 혈액을 실현하는

'혈액을 말끔하게 청소하는 수프'

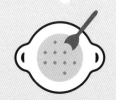

지금 '혈액을 말끔하게 청소하는 수프'가 필요한 이유

　혈액을 맑게 만드는 건강식을 편하게 꾸준히 섭취할 수 있도록 하고자 '혈액을 말끔하게 청소하는 수프'를 고안했습니다.

　여러 재료를 준비해서 먹을 때마다 조리해야 하는 번거로운 레시피는 아무리 몸에 좋아도 지속하기가 어렵습니다.
　하지만 **이 수프라면 슈퍼마켓에서도 손쉽게 구할 수 있는 재료뿐 아니라 만들어 놓을 수 있다.**
　이것은 큰 장점이라고 생각합니다.

　또 한 가지, '맛'에도 심혈을 기울였다는 점을 매우매우 강조하고 싶습니다.
　다양한 건강식품을 시도해봤지만 어떤 것도 지속하기가 힘들었다고 호소하는 환자가 무척 많습니다. 이런 현상에는 '맛이 없다'라는 공통점이 숨어있습니다.

그러한 경험으로 혈액을 청소할 수 있는 재료를 듬뿍 담는 것과 동시에, 맛에도 신경써, 어레인지(Arrange) 없이도 맛있게 마실 수 있는 수프가 완성되었습니다.

또한 냉동 보관이 가능하기 때문에 콩소메(맑은 수프)와 같은 느낌으로 다른 요리의 조미료로 사용하실 수도 있습니다.

수프로 하는 장점은 10~12쪽에서도 소개하고 있습니다만, 여기서 좀더 수프를 구체적으로 마시는 방법 등에 관해 설명해 드리도록 하겠습니다.

▼ 1회 섭취량을 조절할 수 있다

1회분으로 65~68g을 기준으로 사용하실 것을 권장하고 있습니다만, **약이 아니므로 정확하게 계량할 필요는 없습니다.** 물론 1일 1회 이상 섭취해도 무방합니다. 살짝 출출할 때 간식으로 마셔도 전혀 문제가 없습니다. 하루 세 번 식사를 시작할 때 먹어도 좋습니다.

수프를 녹일 때 사용하는 물의 양(80~100㎖)도 어디까지나 기준치입니다. 진한 맛을 좋아하면 물을 적게 넣고 연하게 먹고 싶으면 더 많이 넣어도 됩니다.

요리의 조미료로 사용할 때도 기호에 맞게 사용량을 조절할 수 있습니다.

▼ 1개월간 냉동 보관이 가능하므로 한꺼번에 만들어 둘 수 있다

약 1개월간 냉동 보관이 가능합니다. 이 책에서는 **1일 1회, 1주일분(7회분) 기준으로 레시피를 소개**하지만, 냉동고에 여유가 있다면 시간이 있을 때 4주분을 한꺼번에 만들어서 냉동 보관해 두는 방법도 있습니다.

다만, 한 번 해동한 것은 당일 소진이 원칙입니다.

▼ 혈당치와 중성지방이 걱정되는 사람도 안심하고 마실 수 있다

1회당 55kcal로, 열량이 매우 낮다는 점도 이 수프의 장점입니다. 구체적으로는 작은 초밥(밥 부분만) 1개, 슬라이스 치즈 1장과 비슷한 수준입니다. 또 탄수화물 양은 4.6g으로 초밥(밥 부분만) 1/3 정도입니다.

또 토마토와 양파에 식이섬유가 많이 들어있어서 혈당치를 완만하게 상승시키므로 혈당치가 신경 쓰이거나 비만인 사람도 안심하고 먹을 수 있습니다.

지질(脂質)도 1회분 1.9g으로 버터 1/2 티스푼 정도의 양입니다. 다만, 수프의 지질 주성분은 EPA/DHA라는 중성지방을 줄여 혈액을 매우 깨끗하게 만드는 효과가 높은 기름(지방)이므로 중성지방 수치가 높다고 진단을 받았거나 비만인 사람도 안심하고 섭취할 수 있습니다.

▼ 염분 섭취량을 조절하는 사람도 안심할 수 있다

염분량은 1회분 1.0g으로 거의 아카미소(된장)에서 비롯된 양입니다. 사실 **콩의 발효 식품인 된장은 염분을 그대로 섭취하는 것과는 달리 혈압을 쉽게 올리지 않고 고혈압과 뇌졸중을 예방하는 효과가 있다는 것**이 의학적으로 밝혀졌습니다.

그렇다고는 하나, 수프 외의 음식으로도 염분을 섭취하므로 한

번에 한 잔 정도 마시는 것이 적당합니다. 식사에 된장국이 꼭 필요한 사람이라면 혈액을 말끔하게 청소하는 수프를 식사하기 전에 먹고, 된장국은 밥·반찬과 함께 식사 중에 먹어보세요. 그런 경우에는 다른 음식에 사용하는 소금양을 조금 줄이는 것이 적절합니다.

▼ 계란 1개분의 단백질을 섭취할 수 있다

이 수프의 특징 중 하나는 단백질이 1회에 5.1g이나 함유되어 있다는 점입니다. 이것은 달걀(SS사이즈) 1개분에 해당합니다.

다음 항에서 하루 어느 정도 양의 단백질을 섭취해야 하는지 설명하니, 그것을 참고하시고 국물에 첨가하여 단백질이 풍부한 식품을 많이 드시고 하루에 필요한 단백질을 섭취하도록 유의하시기 바랍니다.

▼ 지속적으로 계속해서 마시면
혈액을 항상 깨끗하게 유지할 수 있다

수프의 효과를 실감하기 위해서, 이 책에서는 **최소 2주간 계속 마시는 것을 추천했습니다만,** 2주만 실행하는 것이 아니라 계속적으로 마시는 것이 중요합니다.

일단 수프를 먹고 혈액이 말끔하게 청소가 된 상태라도 이후에 생활 리듬이 깨지거나 스트레스가 쌓이면 혈액은 다시 더러워질 수 있기 때문입니다. 그럴 때에도 수프를 계속 먹으면 오염의 정도를 억제할 수 있습니다.

또한 2주라는 것은 어디까지나 혈액의 오염 정도가 비교적 경미(輕微)한 사람의 기준입니다. 혈액이 끈적끈적, 찐득찐득, 껄쭉껄쭉이 진행된 사람의 경우에는 조금 더 시간이 걸릴지도 모릅니다.

▌ 효과를 믿고 꾸준히 먹는다

몸과 마음은 밀접하게 연결되어 있습니다. 약도 '효과가 있다'고 믿으며 먹는 경우와 '효과가 없을지도 모른다'고 의심하며 먹는 경우는 효과에 차이가 난다는 것은 의학적으로 실증(實證)되고 있습니다.

실제로 효능이 있는 성분이 들어있지 않은 약, 이른바 가짜 약을 복용해도 효능이 있다고 믿고 먹으면 증상이 개선된다는 '플라세보(Placebo) 효과'라는 현상도 있을 정도입니다.

수프도 마찬가지입니다.

효과를 의심하지 말고 '효과가 있다'고 생각하며 꾸준히 먹어보세요. 그러면 긍정적인 마음에 몸도 호응하여 수프에 포함된 유효성분을 남김없이 흡수할 것입니다.

그리고 계속 먹다 보면 어깨 결림이나 냉기 등의 약간의 상태가 점차 신경 쓰이지 않게 될 것입니다. 기대한 대로 결과를 얻게 되는 것이지요. 몸이 가벼워져 움직이는 것이 귀찮지 않게 되어 자연스럽게 몸을 움직일 기회가 늘어갑니다. 그러면 근육도 생기고 혈당치와 중성지방 수치가 안정권으로 들어옵니다.

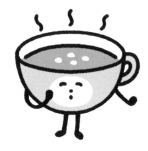

1일 필요한 단백질량은 체중 1kg당 1g

혈관 청소에서 매우 중요한 역할을 하는 근육을 유지하려면 단백질이 꼭 필요합니다. 사코페니아(Sarcopenia: 근육감소증)를 (→93쪽 참조)을 예방하기 위해서도 나이가 들수록 단백질을 충분히 섭취해야 합니다.

단백질의 **1일 적정 섭취량은 체중 1kg당 1g입니다. 예를 들어, 체중이 60kg이라면 단백질을 하루에 60g은 섭취**해야 합니다.

그렇다면 어떤 음식을 먹어야 하루에 필요한 단백질량을 섭취할 수 있는지 구체적으로 살펴보겠습니다.

가장 효율적인 단백질 섭취원은 육류입니다. 종류에 따라 다르지만 100g당 약 20g의 단백질을 섭취할 수 있습니다. 체중이 60kg인 사람은 고기 300g으로 하루에 필요한 단백질량을 섭취할 수 있습니다.

그러나 실제로 고령자가 하루에 고기 300g을 먹기란 쉬운 일이 아닙니다. 그때 부족한 분량은 두부나 낫토 등 단백질이 풍부한 식품을 통해 보충해도 좋습니다.

두부 1모에는 약 20g, 낫토 1팩에는 약 17g의 단백질이 들어있습니다. 즉 고기 150g과 두부 반 모, 낫토 1팩을 세끼 중에 먹으면 하루에 필요한 단백질을 거의 섭취할 수 있습니다.

'달걀 많이 먹으면 해롭다'는 고정관념을 버리고 1일 5개로 알부민 섭취한다

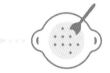

고기는 동물성 단백질로 체내에서 이용 효율이 높아 300g이라는 소량으로도 하루에 필요한 단백질량을 충족시킬 수 있습니다. 다만, 고령자일수록 씹는 힘이 약해져서 고기를 먹기 힘든 경우가 많습니다.

고기로 단백질을 섭취하기 힘든 고령자에게는 '달걀'을 추천합니

다. 달걀 1개에는 약 10g에 달하는 동물성 단백질이 들어있어서 효율적으로 단백질을 섭취할 수 있습니다.

게다가 달걀은 비타민 C와 식이섬유를 제외한 영양분을 필수 영양소를 함유한 '완전식품'입니다.

특히 달걀에는 93쪽에서 언급한 **단백질의 일종인 '알부민 (Albumin)'**이라는 성분이 풍부합니다. 근육과 뼈 생성을 지원하는 알부민은 고령자에게 부족해지기 쉽습니다.

저는 항상 환자들에게 하루에 3~5개의 달걀을 먹을 것을 권하지만, 환자 중에는 "그렇게 먹으면 콜레스테롤이 늘어나지 않나요? 항상 하루 한 개로 참고 있어요"라고 불안한 표정을 짓는 사람들이 많이 계십니다.

그래도 안심하세요.

달걀이 콜레스테롤을 증가시킨다는 통념은 사실 오해입니다. 이런 오해는 1913년 구소련의 한 과학자가 발표한 '토끼에게 달걀을 많이 먹였더니 콜레스테롤 수치가 올라갔다'라는 실험 결과에서 비롯되었습니다.

토끼와 인간은 종 자체가 다릅니다.

초식동물에게 동물성 식품을 먹였으니 콜레스테롤 수치가 높아진 것은 당연한 일입니다.

1981년 일본에서 '건강한 사람에게 1일 10개의 달걀을 5일간 먹게 했는데 콜레스테롤 수치가 전혀 올라가지 않았다'는 실험 결과가 발표되었습니다. 이로써 달걀이 '콜레스테롤을 늘리는 원인'이라는 누명을 벗게 되었습니다. **달걀을 먹으면 혈중 콜레스테롤이 늘어나 혈액이 끈적거리게 된다는 생각은 시대착오적이라** 할 수 있겠지요.

참고로 '콜레스테롤 수치가 낮을수록 건강하다'라는 생각 자체도 엄청난 착각입니다.

콜레스테롤은 세포벽과 면역세포의 재료가 되는 성분으로 양이 너무 적으면 혈관이 약해지고 면역력이 저하됩니다. 그래서 **최근에는 콜레스테롤 수치가 조금 높은 편이 좋다는 의견이 주류가 되었습니다.**

달걀 섭취를 불안해할 필요는 없습니다. 먹지 않으면 몸에 해가 된다고 생각하는 편이 현명합니다.

특히 고령자는 '사코페니아(Sarcopenia: 근육감소증)'나 '프레일티(Frailty: 뇌쇠)'를 예방하기 위해서도 하루 3~5개의 달걀 섭취를 목표로 삼아보세요.

'혈액을 말끔하게 청소하는 수프'를 식사 초반에 먹고 혈당치 급상승을 예방한다

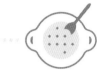

혈액 청소 효과가 있는 항산화 물질을 다량 포함한 식품을 아무리 많이 먹어도, 고기와 달걀로 단백질을 듬뿍 섭취해도, 먹는 순서를 유념하지 않으면 영양소가 제 실력을 발휘하지 못합니다.

제가 추천하는 혈액을 더럽히지 않는 최고의 먹는 순서는 이렇습니다.

① '혈액을 말끔하게 청소하는 수프'를 마신다.

② **샐러드나 나물 반찬처럼 식이섬유가 많이 들어있는 음식을 먹는다.**

※수프와 함께 채소 반찬을 먹어도 상관없다.

③ **고기와 달걀 등 단백질이 풍부한 반찬을 먹는다.**

※우선 밥은 조금 참고, 반찬만 절반 정도 먹은 다음에 밥과 반찬을 함께 먹는다.

④ **밥과 면류 등 탄수화물을 먹는다.**

또 하나, 음식을 한 번 입에 넣으면 30번 씹도록 하고 천천히 시간을 들여 먹는 것도 잊지 마시고요.

식사 시간에도 주의가 필요합니다. 22시 이후에는 대사가 떨어지고 지방이 쌓이기 쉬워지므로 음식을 먹는 것은 피합시다.

이 먹는 순서와 먹는 방법을 지키면 혈당치의 급상승을 막고 당(糖)으로 '벌꿀형 끈적끈적한 혈액'이 되는 것을 막을 수 있습니다. 또한 포만감도 빨리 얻을 수 있어 과식을 방지할 수 있고 중성지방도 잘 쌓이지 않아 '설탕형 껄쭉껄쭉한 혈액'을 막을 수 있습니다.

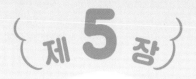

제 **5** 장

수프 한 그릇으로

'혈액을 말끔하게 청소'

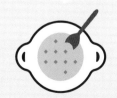

간편해서 지속하기 쉽다

수프의 원료에
뜨거운 물을 붓기만
하면 돼!

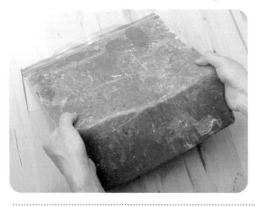

1

냉동 보관한 수프 원료를
자릅니다. 1회 사용량
기준은 봉지의 약 1/7
정도(65~68g)입니다.

2

1회분의 수프 원료를
그릇에 담습니다.

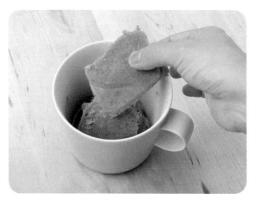

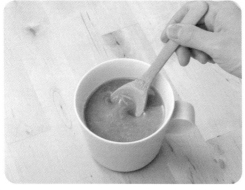

3

뜨거운 물(80~100㎖)을
붓고 잘 섞으면
완성입니다.

혈액을 말끔하게 청소하는 수프를 슬기롭게 활용하는 법

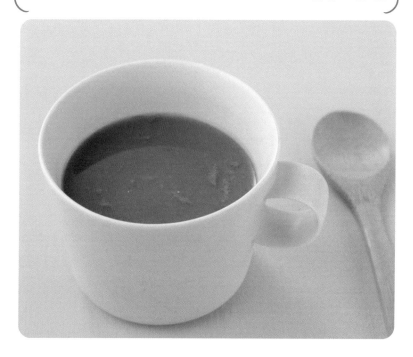

💧 1일 1잔, 적어도 2주간 지속해보세요.

💧 식사를 시작할 때 먹기를 추천합니다.

💧 출출할 때 먹어도 됩니다.

💧 매 끼니에 먹어도 OK!

💧 물의 양을 조절해서 기호에 맞게 즐기세요.

💧 뜨겁게 먹고 싶으면 전자레인지에 데워드세요.

혈액을 말끔하게 청소하는 수프의 원료 만드는 법

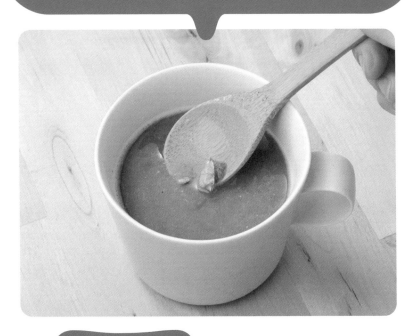

재료(약 7잔 분량)

토마토⋯중간 크기 1개(200g)

양파⋯1/2개(100g)

연어 통조림⋯작은 통 1개(90g)

멸치 가루⋯1큰술(8g)

검은콩 가루⋯1큰술(8g)

흑식초⋯1/2큰술

아카미소⋯50g

1잔의 성분

에너지	55kcal
단백질	5.1g
지질	1.9g
탄수화물	4.6g
소금	1.0g

*국내에서 준비가 어려우면 '연어 통조림'⇨'참치 통조림'
'아카미소'⇨'된장'으로 대체해도 됩니다.

1

토마토와 양파를
강판에 간다.

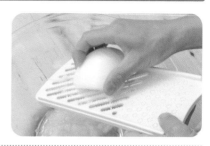

2

큼직한 지퍼백에 연어 통조림을
국물까지 넣고 손으로 으깬다.

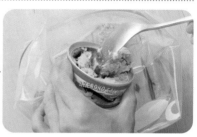

3

①과 그 밖의 재료를 넣고 잘
주물러 섞는다.

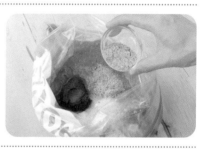

4

평평하게 잘 펴서
냉동고에서 얼린다.

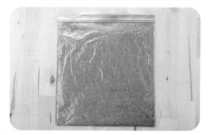

포인트

1회 사용량은 기호에 맞게 증감해도 좋습
니다. 냉동고가 좁으면 지퍼백이 아니라
얼음 틀을 사용해도 됩니다.

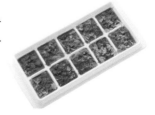

혈액을 말끔하게 청소하고 깨끗하게 해주는 성분이 담긴 수프다!

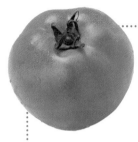

토마토 · 에스크레오사이드 A · 리코핀

에스쿨레오시드A(Esculeoside A)는 혈관의 벽에 나쁜 콜레스테롤이 달라붙기 어렵게 만듭니다. 리코펜(Lycopene)은 강력한 항산화력으로 혈액의 활성 산소를 제거합니다.

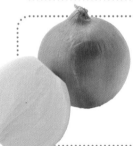

양파 · 유화알릴

유화알릴(硫化Allyl)은 양파, 대파의 자극적인 향이 나는 성분으로 좋은 콜레스테롤을 늘려 나쁜 콜레스테롤 증가를 예방하고 혈당치 상승을 억제하는 작용이 있습니다.

연어 통조림 · 아스타크산틴 · 단백질 · EPA/DHA

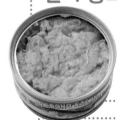

아스타크산틴(Astaxanthin)은 연어의 붉은색을 띠는 성분으로 뛰어난 항산화력을 자랑합니다. 더불어 단백질과 혈액을 맑게 만드는 EPA/DHA 등도 섭취할 수 있습니다.

멸치 가루 · 코엔자임 Q10 · 칼슘 · 비타민 D

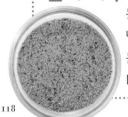

등 푸른 생선이 원재료인 멸치를 삶아서 말려 가루를 낸 것입니다. 혈관 노화를 예방하는 코엔자임Q10이 듬뿍 들어있어서 뼈를 튼튼하게 만드는 칼슘, 비타민 D도 섭취할 수 있습니다.

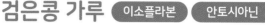

간편한 식재료로 만들 수 있으니까 계속할 수 있어요!

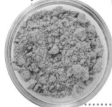

검은콩 가루 `이소플라본` `안토시아닌`

콩 중에도 검은콩은 이소플라본(Isoflavon)이 많이 들어있습니다. 이소플라본은 동맥경화를 예방하고 혈압을 낮추는 작용 외에도 암 예방 효과가 있다고 알려져 있습니다.

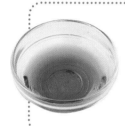

흑식초 `구연산 ( 시트르 )`

흑식초에 함유된 구연산은 적혈구 막을 부드럽게 만들어 혈류를 촉진합니다. 흑식초를 섭취하고 1~2시간 후 혈액의 흐름이 개선되었다는 실험 결과도 있습니다.

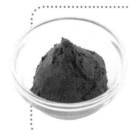

아카미소 `멜라노이딘`

아카미소에 함유된 멜라노이딘은 강력한 항산화 성분입니다. 혈당치 상승을 억제하고 나쁜 콜레스테롤을 줄이는 작용도 있어서 생활습관병이 걱정되는 사람에게 추천할 만합니다.

달걀 `알부민 ( 단백질 )`

근육의 재료인 알부민을 섭취하는 데는 달걀이 가장 효율적입니다. 1일 3~5개를 먹으면 근육량이 유지되고 혈액을 말끔하게 청소해주는 진행 속도가 한결 빨라집니다.

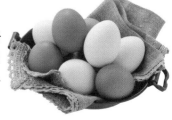

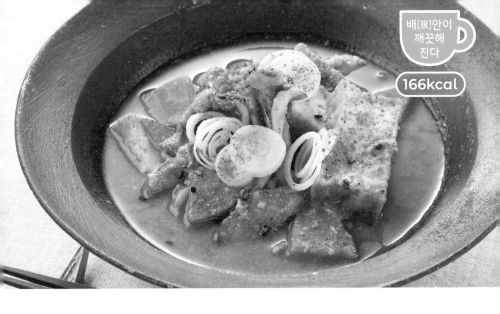

배[腹]안이 깨끗해진다

166kcal

두부 튀김과 우엉과 당근 수프

주박(酒粕:술지게미)의 유산균이 장내 유익균을 늘리고 우엉의 식이섬유가 유익균의 먹이가 되어 장내 환경을 정돈합니다. 또 두껍게 잘라 튀긴 두부는 단백질량이 일반 두부의 약 2배에 달합니다.

[만드는 법]

1 두부 튀김은 1.5cm 폭으로 자른다. 우엉은 5mm 폭으로 어슷하게 썰고 물에 살짝 씻는다. 당근은 5mm 폭으로 은행잎 모양이 되게 자른다.

2 냄비에 물과 우엉, 당근을 넣고 뚜껑을 덮어 끓인다. 끓기 시작하면 3분 정도 더 끓인다. 두부 튀김과 주박을 손으로 떼어 넣고 2분간 끓인다.

3 수프 원료를 넣고 한소끔 끓이면 완성이다.

재료(2인분)

두부 튀김…100g
우엉…30g
당근…20g
주박(酒粕)…20g
혈액을 말끔하게 청소하는 수프의 원료…2회분
물…300㎖
쪽파, 양념 고춧가루(시치미)…적당량

※1시간 정도 두면 맛이 스며들어 더 맛있어진다. 쪽파와 양념 고춧가루를 취향껏 넣어도 좋다.

버섯 듬뿍 수프

나도팽나무버섯(나메코)과 표고버섯에 들어있는 식이섬유 중 하나인 베타글루칸에는 장내 노폐물을 배출하는 작용이 있어서 변비 예방과 개선에 도움이 됩니다. 또 끈적이는 성분인 펙틴은 당의 흡수 속도를 완만하게 만듭니다.

[만드는 법]

1 표고버섯은 밑뿌리를 제거하고 7mm 폭으로 얇게 썬다. 만가닥버섯은 밑동을 제거하고 한 가닥씩 찢는다. 나도팽나무버섯은 물에 살짝 씻어둔다.

2 냄비에 물과 **1** 을 넣고 끓어오르면 2분 정도 더 끓인다.

3 수프 원료를 넣고 한소끔 끓인다.

재료(2인분)

나도팽나무버섯…50g
표고버섯…4송이
만가닥버섯…50g
혈액을 말끔하게 청소하는 수프의 원료…2회분
물…200㎖

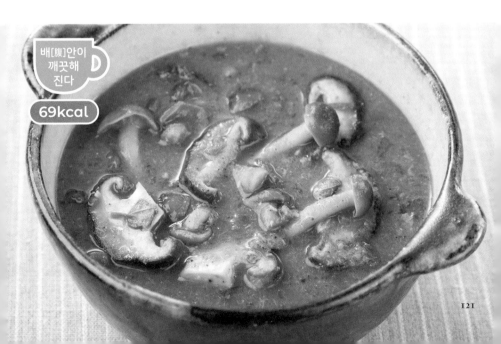

배[腹]안이 깨끗해진다

69kcal

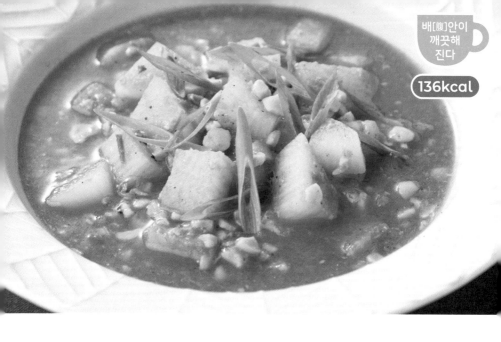

배[腹]안이 깨끗해진다

136kcal

참마와 낫토 수프

낫토는 유익균을 늘려 장내 환경을 정돈하는 효과가 매우 뛰어납니다. 이에 더불어 혈소판의 점성을 낮춰 혈액이 껄쭉껄쭉해지는 현상을 예방하는 나토키나제도 섭취할 수 있습니다.

[만드는 법]

1 참마는 껍질을 벗겨서 1㎝로 깍둑썰기를 한다.

2 냄비에 물과 **1**을 넣고 끓어오르면 낫토와 수프 원료를 넣어 한소끔 끓여 완성한다. 기호에 따라 쪽파를 얹는다.

재료(2인분)

참마…100g
히키와리 낫토…1팩
(약 50g)
혈액을 말끔하게 청소하는 수프의 원료…2회분
물…200㎖
쪽파…적당량

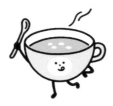

큰실말과 후[麩] 수프

큰실말(모즈쿠)의 미끈거리는 성분인 후코이단(Fucoidan)은 장내 유해균을 줄이고 유익균을 늘리는 작용을 합니다. 또 고단백질·저칼로리인 후[부(麩): 밀가루 글루텐을 가공한 식재료]는 포만감을 얻는 데 최적의 식재료로 과식을 예방하는 효과가 있습니다.

[만드는 법]

1 냄비에 물, 큰실말, 다진생강을 넣고 끓어오르면 후를 넣는다. 후가 부풀어 오르면 혈액을 말끔하게 청소하는 수프의 원료를 넣고 한소끔 끓인다.

2 그릇에 담아 식초를 기호에 맞게 뿌려서 먹는다.

재료(2인분)

큰실말(조미되지 않은 것이 이상적이나 조미된 것도 가능)⋯80g
후[麩]⋯6개
다진생강⋯1조각 분량
혈액을 말끔하게 청소하는 수프의 원료⋯2회분
물⋯200㎖
흑식초⋯적당량

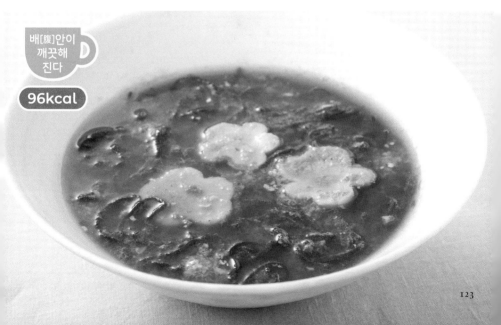

배[腹]안이 깨끗해진다

96kcal

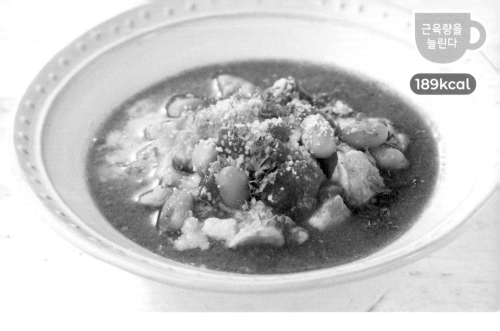

닭가슴살과 콩을 넣은
토마토 수프

닭가슴살에서 동물성, 콩에서 식물성 단백질을 섭취할 수 있어 근육을 만드는 데 도움이 되는 수프입니다. 토마토를 더해 혈액을 청소하는 효과를 높이는 에스쿨레오시드A. 리코펜도 듬뿍 섭취할 수 있습니다.

[만드는 법]

1 닭가슴살은 찐 콩보다 조금 더 크게 깍둑썰기한다.

2 냄비에 물, 찐 콩, 조각 토마토를 넣고 한소끔 끓인 다음, **1** 잘라놓은 닭가슴살을 넣고 2분 정도 끓인다.

3 혈액을 말끔하게 청소하는 수프의 원료을 넣고 끓어오르면 불을 끈다. 그릇에 담고 취향에 맞게 다진 파슬리나 치즈 가루를 뿌린다.

재료 (2인분)

닭가슴살…100g
찐 콩…50g
조각 토마토 통조림…
100g
혈액을 말끔하게 청소하
는 수프의 원료…2회분
물…150㎖
파슬리, 치즈 가루…
적당량

브로콜리와 닭가슴살 수프

닭가슴살의 양질의 단백질이 근육 형성을 돕습니다. 브로콜리에는 활성 산소를 제거하는 비타민 C와 베타카로틴, 항암 작용이 기대되는 이소티오시안산염 (Isothiocyanate)이 들어있습니다.

[만드는 법]

1 브로콜리는 작은 송이로 나눈다. 닭가슴살은 힘줄을 제거하고 고깃결을 따라 한입 크기로 어슷하게 썬다. 우메보시는 풀어 놓는다.

2 냄비에 물을 넣고 끓어오르면 브로콜리와 닭가슴살을 넣는다. 뚜껑을 덮고 2~3분 정도 끓여 재료가 익으면 우메보시를 넣고 잘 섞는다.

3 혈액을 말끔하게 청소하는 수프의 원료를 넣고 한소끔 끓인다.

재료 (2인분)

브로콜리…100g
닭가슴살…2덩이
(100g)
우메보시*…1개
혈액을 말끔하게 청소하는 수프의 원료…2회분
물…200㎖

＊우메보시 : 매실을 소금에 절인 후 말린 음식

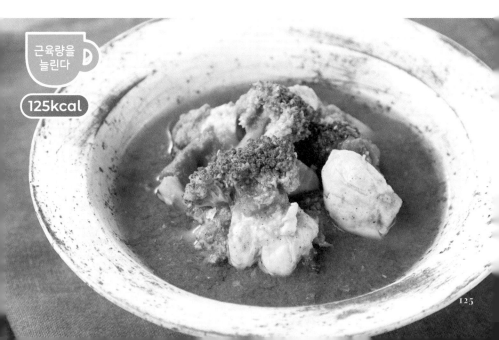

근육량을 늘린다

125kcal

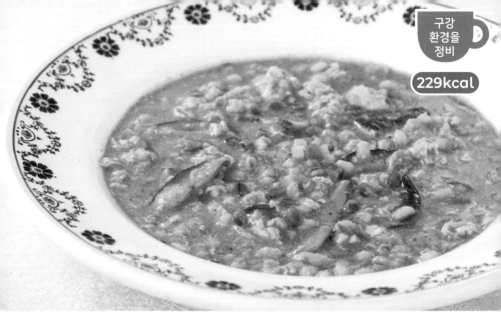

구강
환경을
정비

229kcal

부드러운 죽 스타일로 달걀을 듬뿍 섭취하는 찰보리와 표고버섯 수프

활성 산소를 제거하고 구강 내 살균 효과가 큰 '차 카테킨'을 섭취할 수 있다는 점이 포인트입니다. 또 베타글루칸이 풍부한 표고버섯과 찰보리는 장내 환경을 정비하고 혈당치 조절을 돕습니다.

[만드는 법]

1 냄비에 물과 찰보리, 말린 표고버섯, 녹차 티백을 넣고 끓어오르면 중불로 약 15분 더 끓인다.

2 티백을 건져내고 혈액을 말끔하게 청소하는 수프의 원료와 소금을 넣고 섞어서 녹인 다음, 잘 풀어 놓은 달걀을 조금씩 흘려 넣고 불을 끈다. 그릇에 담고 쪽파를 얹는다.

재료 (2인분)

찰보리…50g
말린 표고버섯(슬라이스)…5g
녹차 티백…2개
달걀…2개
소금…1/4 작은술
혈액을 말끔하게 청소하는 수프의 원료…2회분
물…600㎖
쪽파…적당량

보글보글 양파와 참치 수프

근육을 만드는 양질의 단백질이 듬뿍 들어있는 참치, 혈액순환 개선 효과가 뛰어난 황화알릴이 풍부한 양파, 몸을 따뜻하게 만드는 생강까지 혈액을 청소하는 영양소가 응축된 수프입니다. 체온을 올려 면역력을 높여줍니다.

[만드는 법]

1 양파와 참치는 약 1.5cm로 깍둑썰기한다.

2 냄비에 양파와 물을 넣고 한소끔 끓으면 뚜껑을 덮고 양파가 투명해질 때까지 끓인다.

3 참치와 다진생강을 넣고 1분 정도 끓이고 수프의 원료를 넣어 끓어오르면 불을 끈다. 취향에 맞게 쪽파를 얹는다.

재료 (2인분)

양파…1/2개(100g)
참치…100g
다진생강…1/2조각 분량
혈액을 말끔하게 청소하는 수프의 원료…2회분
물…300㎖
쪽파…적당량

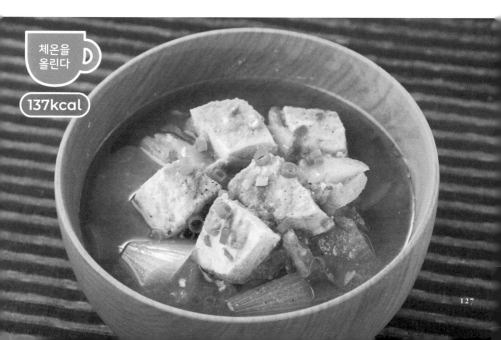

체온을 올린다

137kcal

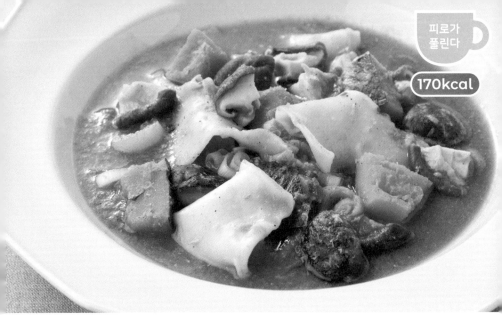

피로가
풀린다

170kcal

단호박과 호토* 수프

베타카로틴, 비타민 A·C·E 등 항산화 비타민을 함유한 단호박이 피로 해소에
도움을 줍니다. 대파와 표고버섯으로는 혈전 예방 효과가 있는 황화알릴, 베타
카로틴을 섭취할 수 있습니다.

[만드는 법]

1 단호박은 2㎝로 깍둑썰기한다. 표고버섯은 밑동
을 제거하고 은행잎 모양으로 썰고 대파는 1㎝ 폭
으로 썬다. 완탕피는 한쪽 면에 물을 묻혀서 반으
로 접어 붙인다.

2 냄비에 물과 단호박, 표고버섯, 대파를 넣는다. 뚜
껑을 덮고 한소끔 끓으면 중약불에서 4~5분 정도
끓여 단호박을 충분히 익힌다.

3 완탕을 넣고 2분 정도 끓인 다음, '혈액을 말끔하
게 청소하는 수프의 원료'를 넣고 한소끔 끓으면
불을 끈다.

재료 (2인분)

단호박…100g
표고버섯…4송이
대파…1/3대
완탕피…10장
혈액을 말끔하게 청소하
는 수프의 원료…2회분
물…400㎖

*호토(ほうとう)는 밀가루 반죽을
뭉떵뭉떵 잘라 만든 면을 야채와
함께 된장 국물에 끓인 일본 요리
로 박탁(餺飥)이라고 하며,
수제비와 비슷함

순두부찌개 스타일 수프

부추에는 피로 회복 효과가 있는 황화알릴이 풍부하고, 바지락에는 간 기능을 개선하는 타우린이 듬뿍 들어있습니다. 두 가지 식재료가 만나 나른함과 피로 완화에 도움을 줍니다. 두부를 사용하여 단백질 섭취도 기대할 수 있습니다.

[만드는 법]

1 두부는 한입 크기보다 약간 큼지막하게 자른다. 바지락은 문질러서 닦아둔다. 부추는 3㎝ 폭으로 자른다.

2 냄비에 물, 두부, 바지락, 김치를 넣고 뚜껑을 덮어 한소끔 끓인 후 2분 정도 더 끓인다. 바지락이 열리면 부추를 넣고 섞는다.

3 '혈액을 말끔하게 청소하는 수프의 원료'를 넣고 끓어오르면 불을 꺼 완성한다.

재료 (2인분)

두부…150g
바지락(껍데기째)…100g
부추…30g
김치…100g
혈액을 말끔하게 청소하는 수프의 원료…1회분
물…200㎖

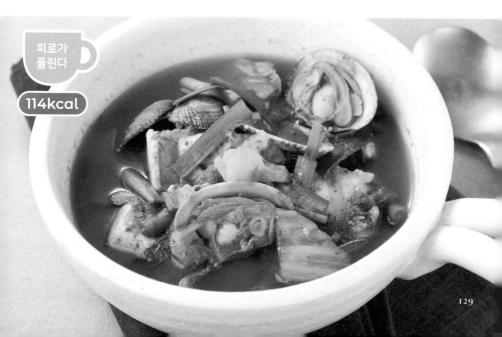

피로가 풀린다

114kcal

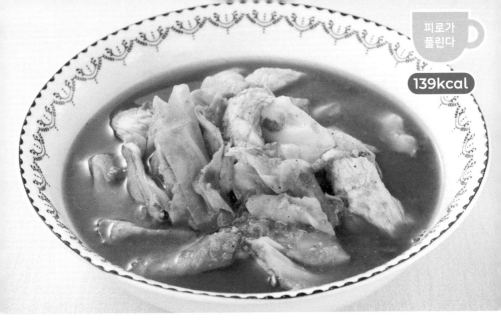

피로가
풀린다

139kcal

닭가슴살과 양배추 수프

닭가슴살에는 활성 산소를 제거하여 피로 회복을 촉진하는 이미다졸 디펩타이드(Imidazole dipeptides)라는 성분이 포함되어 있습니다. 큼직하게 썬 양배추로 구강 내 청소 효과를 기대할 수 있습니다.

[만드는 법]

1 닭가슴살은 고깃결을 따라 비스듬히 썰고 양배추는 4cm 폭으로 큼직하게 썬다.

2 냄비에 물과 양배추를 넣고 뚜껑을 덮은 뒤 중불로 끓인다. 끓어오르면 닭가슴살을 넣고 섞어 재료가 다 익을 때까지 끓인다.

3 혈액을 말끔하게 청소하는 수프의 원료를 넣고 한소끔 끓으면 불을 끈다.

재료(2인분)

닭가슴살…100g
양배추…100g
혈액을 말끔하게 청소하는 수프의 원료…2회분
물…200㎖

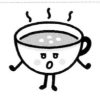

새우와 셀러리를 넣은 아시안 수프

새우는 수면의 질을 높이는 글리신(Glycine) 성분이 풍부한 식재료입니다. 동시에 혈액의 청소 역할을 하는 간장(肝臟)의 기능을 높여주는 타우린도 섭취할 수 있는 건강 효과가 만점 수프입니다.

[만드는 법]

1 셀러리는 표면의 섬유질을 가볍게 제거하고 5㎜ 폭으로 어슷하게 썬다.

2 냄비에 물과 셀러리를 넣고 한소끔 끓으면 손질된 새우를 넣고 2분 정도 더 끓인다.

3 남쁠라, 수프 원료를 넣고 한소끔 끓으면 불을 끈다. 기호에 맞게 적양파 채를 더해도 좋다.

재료 (2인분)

손질 새우…100g
셀러리(잎도 사용 가능)…100g
양배추…100g
남쁠라…1작은술
혈액을 말끔하게 청소하는 수프의 원료…1회분
물…200㎖
적양파…적당량

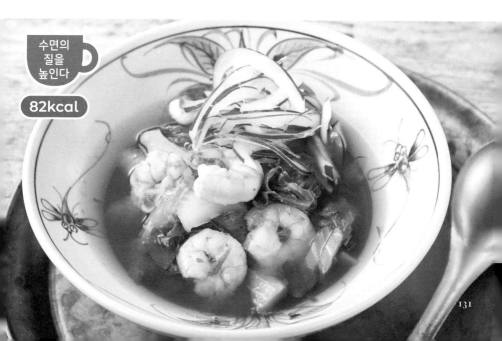

수면의
질을
높인다

82kcal

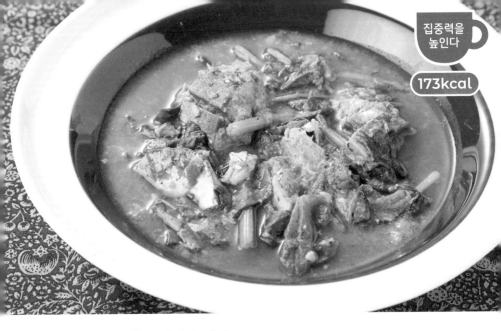

집중력을
높인다

173kcal

고등어 시금치
카레 수프

고등어 지방에 함유된 EPA/DHA가 뇌 혈류를 개선해 머리를 맑게 해줍니다. 카레 가루의 강황, 시금치 등 활성 산소의 제거력이 높은 식재료를 한 번에 섭취할 수 있다는 점도 포인트입니다.

[만드는 법]

1 시금치는 4㎝ 폭으로 큼직하게 썬다.

2 냄비에 물, 고등어 통조림의 살코기와 국물, 시금치를 넣고 뚜껑을 덮고 한소끔 끓인다. 시금치의 숨이 죽으면 카레 가루를 넣고 1분 정도 끓인다.

3 혈액을 말끔하게 청소하는 수프의 원료를 넣고 한소끔 끓여 완성한다.

재료 (2인분)

고등어 통조림 살코기…
100g
고등어 통조림 국물…
1큰술
시금치…50g
카레 가루…1작은술
혈액을 말끔하게 청소하는 수프의 원료…2회분
물…200㎖

파드득나물과 미역을 넣은 당면 수프

탄수화물임에도 불구하고 혈당치를 급상승시키지 않는 당면, 혈당치 상승을 억제하는 미역을 사용해 포만감이 높은 수프입니다. 혈당이 신경 쓰이는 사람의 주식으로도 추천합니다.

[만드는 법]

1 파드득나물은 뿌리를 제거하고 반으로 자른다.

2 냄비에 물을 넣고 끓어오르면 당면, 미역, 파드득나물을 넣고 1분 정도 끓인 후에 혈액을 말끔하게 청소하는 수프의 원료를 넣고 한소끔 끓여 완성한다.

재료 (2인분)

파드득나물(반디나물)···1/2봉(약 25g)
말린 미역···1큰술
당면···10g
혈액을 말끔하게 청소하는 수프의 원료···2회분
물···300㎖

혈당치 급상승을 억제

76kcal

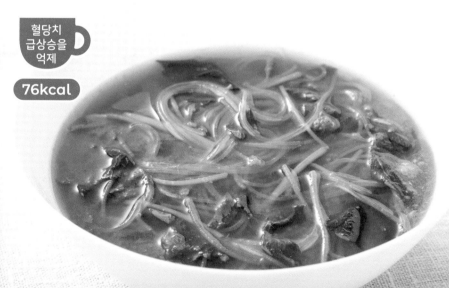

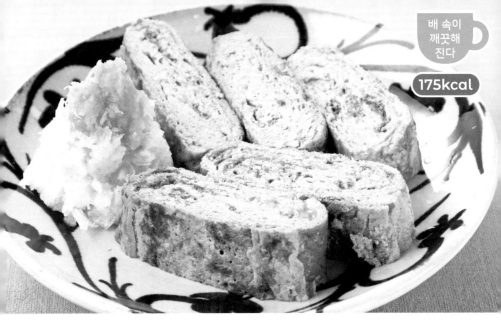

배 속이 깨끗해 진다

175kcal

파래 달걀말이

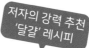

저자의 강력 추천 '달걀' 레시피

파래는 소량으로도 식이섬유를 듬뿍 섭취할 수 있는 해조류입니다. 또 과잉 섭취한 염분 배출을 촉진하는 칼륨도 풍부하게 들어있어 혈압이 높은 사람에게도 추천합니다. 매일 반찬으로 섭취해보세요.

[만드는 법]

1 수프 원료를 전자레인지로 40초 정도 데워서 녹인다.

2 달걀을 풀고 물, 파래김(통째로), 맛술, 소금,**1** 수프 원료를 넣고 섞는다.

3 달걀말이 팬에 기름(분량 외)을 두르고 달궈지면 달걀을 세 번에 나눠서 달걀말이를 부친다. 간 무가 있으면 곁들여도 좋다.

재료 (2인분)

달걀…3알
마른 파래김…2g
맛술…1큰술
소금…약간
혈액을 말끔하게 청소하는 수프의 원료…1회분
물…3큰술
간 무…적당량

달걀·굴·토마토 볶음

굴에는 달걀에 들어있는 비타민 A의 흡수를 촉진하는 아연, 간 기능을 강화하는 타우린이 풍부합니다. 혈관을 보호하는 에스큘레오시드A를 함유한 토마토와 달걀, 굴 3가지 식재료가 만나 피로 회복, 혈액을 청소하는 효과를 높입니다.

[만드는 법]

1 달걀은 잘 풀어둔다. 토마토는 꼭지를 따고 먹기 좋은 크기로 자른다. 굴은 해동해서 준비한다. 수프 원료는 전자레인지로 40초 데워서 녹인다.

2 프라이팬에 참기름을 분량의 절반만 넣고 가열한 후 달걀을 넣고 볶아 굴과 비슷한 크기로 덩어리가 생기도록 만들어 프라이팬 한쪽에 모아둔다.

3 프라이팬 빈자리에 남은 참기름을 두르고 굴과 토마토를 넣어 볶는다. 굴이 익으면 달걀과 섞고 수프 원료를 넣어 같이 볶는다. 소금과 후추로 간을 하여 맛을 내고 그릇에 담는다. 기호에 맞게 쪽파를 얹는다.

재료 (2인분)

달걀…3알
토마토(약간 단단한 것)…1개
냉동 굴…150g
소금·후추…적당량
참기름…1큰술
혈액을 말끔하게 청소하는 수프의 원료…1회분
쪽파…적당량

피로가
풀린다

262kcal

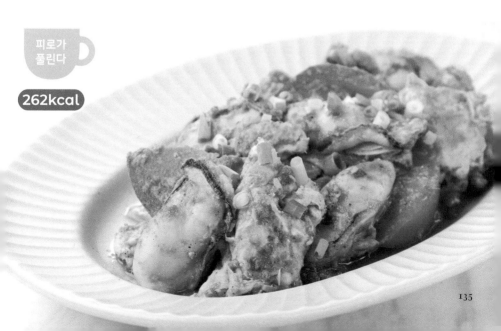

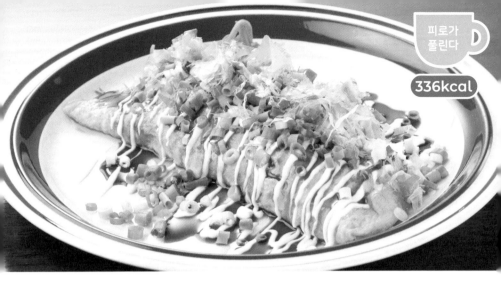

피로가 풀린다

336kcal

파 듬뿍 삼겹살 달걀말이

달걀과 돼지고기에는 피로 회복을 돕는 비타민 B1이 풍부하고 게다가 근육을 만드는 데 꼭 필요한 단백질도 듬뿍 들어있습니다. 또 황화알릴을 포함한 대파를 잔뜩 사용하여 혈액 순환 개선 효과를 높입니다.

[만드는 법]

1 돼지고기는 약 3cm 폭으로 썬다. 대파는 얇게 어슷 썬다. 쪽파는 잘게 썰어둔다. 수프 원료는 전자레인지로 40초 정도 가열하여 해동한다.

2 달궈진 프라이팬에 삼겹살을 넓게 펼쳐서 올리고 고기 색이 변하면 대파를 넣어 볶는다. 파의 숨이 죽으면 녹인 수프 원료를 넣고 섞고 잠시 그릇으로 옮긴다.

3 프라이팬에 식용유를 두르고 풀어둔 달걀을 넣고 전체적으로 크게 휘저으며 반숙 상태가 되면 그릇에 덜어둔 **2**를 반원 모양으로 올리고 달걀로 반을 접어 덮는다. 그릇에 담고 소스·마요네즈를 뿌리고 쪽파와 가다랑어포를 적당량 올린다. 생강 초절임을 곁들여도 좋다.

재료 (2인분)

달걀…3알
삼겹살… 50g
대파…1/2대(50g)
쪽파…20g
소스 · 마요네즈 · 가다랑어포 (가쓰오부시) …적당량
식용유…적당량
혈액을 말끔하게 청소하는 수프의 원료…1회분
생강 초절임…적당량

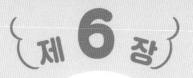

제 6 장

혈액을 말끔하게 청소

플러스로 할 수 있는 일

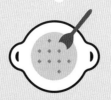

혈액이 지나는 길을 튼튼히 만들다

　지금까지 혈액에 초점을 맞추어 설명을 진행해왔지만, 혈액을 말끔하게 청소하는 데 있어서 잊지 말아야 할 것이 또 하나 있습니다. 바로 혈관의 존재입니다.

　나이가 들어가면서 혈관은 딱딱해지고 좁아지며 약해지기 쉽습니다. 그런 상태에서 강한 압력이 가해지면 심할 때는 혈관이 파손되어 혈액이 혈관 밖으로 새어 나오게 됩니다. 이처럼 파손된 혈관이 뇌(腦)나 심장(心臟)처럼 생명과 직결된 주요 장기(臟器)에 있는 경우에는 심각한 사태를 초래할 수 있습니다.

　즉, 혈액이 아무리 고르지 않게 흐르는 상태라도 혈관이 노후화되어 파손되기 쉽게 되어 있거나 지나가는 길이 좁아져 있으면 혈액의 흐름은 막혀 혈액을 전신으로 원활하게 순환시키기가 어려워지게 되는 것입니다.

그렇다면 어떻게 해야 혈관의 노후화를 예방하고 혈액이 지나는 통로를 제대로 확보할 수 있을까요?

혈관 건강의 열쇠는 '일산화질소(NO)'에 있습니다. 일산화질소는 혈관을 확장하여 혈류를 조절하는 작용을 하므로 서양 등에서는 심장 질환을 비롯한 순환기계 질환을 치료하는 데도 사용합니다.

혈관을 확장하면 혈액의 상태가 나빠져 원활하게 흐르기 어려워진 상태라도 어느 정도 혈액이 흐를 수 있도록 만든다는 장점이 있습니다.

다만, 어디까지나 임시방편에 지나지 않습니다. 아무리 혈관을 확장해도 혈액의 오염을 방치하면 머지않아 혈관은 약해질 수밖에 없고 혈관의 확장 조치도 결국 성과를 얻지 못합니다. 일산화질소에만 의지하지 말고 이와 동시에 혈액을 말끔하게 청소를 진행할 필요가 있습니다.

혈액 속에 일산화질소를 발생시키는 방법은 여러 가지가 있습니다. 그중 하나는 목둘레, 손목, 팔 주위에 있는 굵은 혈관을 마사지하고 자극하는 것입니다. 방법은 간단합니다. 손목에서 겨드

랑이 밑까지의 상완(上腕)을 비틀어 주는 듯한 느낌으로 마사지하면 됩니다.

또 다른 방법은 영양 균형이 잡힌 식사를 하는 것입니다. 특히 육류와 생선, 콩 식품에는 일산화질소의 재료가 되는 아르기닌(Arginine: 아미노산의 하나)이 풍부하게 포함되어 있기 때문에 추천합니다.

또 시트룰린(Citrulline)도 혈중 일산화질소 발생에 유효합니다. 시트룰린은 수박과 멜론 등에 들어있는 성분으로 시트룰린을 함유한 식품은 많지 않으므로 보조제로 섭취하는 방법도 있습니다.

이밖에 일산화질소를 발생시키는 방법을 아래와 같이 소개합니다.

① 미지근한 물에 몸을 담그기

목욕은 일산화질소를 발생시키는 효과적인 방법입니다.

따뜻한 물에 몸을 담그면, 몸을 따뜻하게 만들어 혈액 순환을 돕고 몸과 마음의 긴장을 풀고 자율신경의 균형을 정비하는 데도 효과적입니다. 게다가 수면의 질을 높이는 데도 도움을 주므로 건강한 혈액 유지에 빠뜨릴 수 없겠지요.

다만, 너무 짧게 몸을 담그면 효과가 충분히 나타나지 않습니다. 일산화질소를 발생시켜 혈액을 말끔하게 청소하는 효과를 얻기 위해서는 다음 사항을 유의해야 합니다.

○ 15분 이상 욕조에 몸을 담그기
○ 물 온도는 미지근한 38도 정도로 맞추기
○ 약용 중성 탄산수소(중탄산) 입욕제를 사용하기

입욕 중에는 땀을 흘려 탈수 상태가 되어 일시적으로 혈액의 점성이 높아져 혈전이 발생할 위험이 있습니다. 그러므로 입욕 전후에는 물을 한 컵(150㎖) 정도 섭취합니다.

중성 탄산수소(중탄산) 입욕제는 드러그스토어(Drugstore) 등에서 쉽게 구할 수 있습니다.

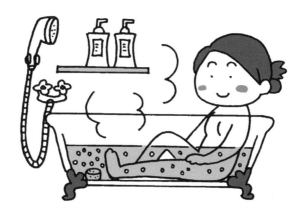

수건 쥐기(타올 그립법)

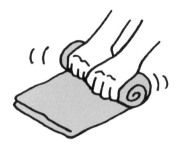

① 세안 수건을 1/4 크기로 접어서 원기둥 모양으로 만든다.

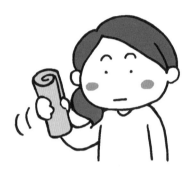

② 수건을 잡았을 때 엄지와 다른 네 손가락이 닿지 않을 만한 두께로 만든다. 최대 악력의 30% 정도로 수건을 움켜쥐고 2분간 유지한다.

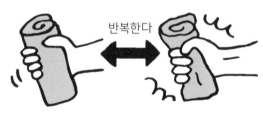

반복한다

③ 2분이 지나면 손에 힘을 풀고 1분간 휴식한다. 이를 2세트 반복한다. 그 후 반대편 손도 2세트 반복한다.

② 수건 쥐기(타올 그립법)

일산화질소의 발생을 촉진하여 고혈압을 개선하는 가장 쉬운 방법이 있습니다. 구체적으로는 수건을 꽉 쥐었다가 손에 힘을 빼는 것입니다. 단지 이뿐입니다.

　수건을 꽉 쥐면 일시적으로 혈관이 수축했다가 손에 힘을 뺄 때 확장됩니다. 혈관이 느슨해질 때 일산화질소가 발생해서 혈류가 좋아지는 것입니다.

간(肝) 기능 저하는 혈액 오염을 조장한다

　뜬금없지만 간장(肝臟)의 색을 아시나요? 답은 '빨갛다'입니다. 왜냐면 간장은 혈관의 집합체인 장기이기 때문입니다. 그래서 혈액 이야기를 할 때 간장에 대한 것을 말하지 않고 이야기를 진행할 수는 없는 것입니다.

　간장은 온몸의 청소를 담당하고 있는 장기입니다. 알코올이나 식품에 포함된 유해 물질은 전부 혈액에 의해 간장으로 운반됩니다. 그리고 간장은 그것들을 분해하여 무독화합니다. 그 때문에 **간장의 기능이 저하되면 혈액에는 다양한 독소가 남아 버리는 것 입니다.**

간장 기능을 저하하는 다양한 원인 중에서 가장 대표적인 것이 지방간입니다. 지방간은 중성지방이 지나치게 많이 쌓인 간을 가리킵니다. 수치상 간에 중성지방이 약 20% 이상을 차지하면 지방간으로 진단합니다. 참고로 정상 수치는 3~5%입니다.

지방간의 문제점은 과도한 중성지방이 간장의 모세혈관을 압박하여 혈류를 방해하는 것입니다. 혈액이 원활하게 흐르지 못하면 간장의 해독 기능이 약해져서 미처 해독하지 못한 독소가 혈액을 떠다니게 됩니다. 예를 들면 방에 놓여 있는 공기청정기에 먼지가 너무 많이 쌓여서 오염된 공기를 빨아들이지 못하고 실내에 먼지와 꽃가루가 떠다니는 상황과 비슷합니다.

더 큰 문제점은 중성지방과 활성 산소가 결합하면 48쪽에서 설명한 '과산화 지질'로 바뀐다는 것입니다. 과산화 지질이 증가하면 간장 조직에 염증이 발생하고 간 기능이 저하됩니다. 상태가 악화하면 간경변증(간경화)이나 간암 등 심각한 질병으로 진행될 우려가 있습니다.

◇ 간장의 기능 저하 요인

- 알코올 과다 섭취(과음)
- 지방간
- 영양 불균형
- 과로
- 스트레스

▼ 간장 마사지로, 간장의 건강 되찾기

간장의 기능을 활성화하는 데는 간장 마사지가 매우 효과적입니다. '간장을 어떻게 마사지 할 수 있을까요? 왈가불가할

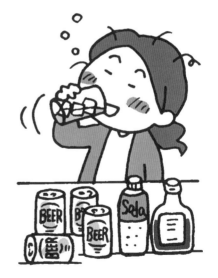

거야?' 방법은 간단합니다.

누구나 쉽게 실천할 수 있는 간장 마사지에 대해 차근차근 살펴보겠습니다.

간장 마사지는 애슬리트 고릴라 침구접골원 다카바야시 다카미쓰 원장이 고안하고 제가 의학적 근거를 확인한 방법으로, 간장의 피로를 풀어 간장 기능을 회복시키는 데 효과가 있습니다.

다만, 중성지방 수치가 높아서 지방간이라고 진단받은 사람은 주치의(主治醫)와 상담 후 진행하시기 바랍니다.

간장 마사지는 취침 전에 하는 것이 가장 적절합니다.

포인트는 **1일 1회, 격일로 시행하는 것**입니다. 횟수가 잦으면 간장을 오히려 피로하게 만듦으로 과하지 않도록 주의해야 합니다.

가볍게만 시행해도 충분히 효과가 있으니 너무 세지 않은 강도로 부드럽게 마사지합니다.

1분 동안 간장 마사지하기

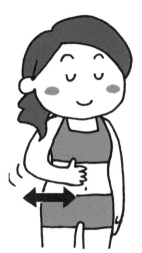

① 오른쪽 갈비뼈 가장자리(간장이 있는 위치)에 손바닥을 대고 부드럽게 좌우로 20초 문지른다.

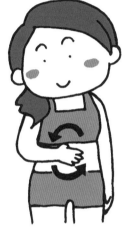

② 오른쪽 갈비뼈 끝에 엄지를 제외한 네 손가락을 대고 반시계 방향으로 움직여 30분간 부드럽게 마사지한다.

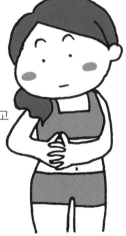

③ 양손을 깍지끼고 오른쪽 갈비뼈 가장자리에 있는 간장을 감싸듯이 누른다. 간장을 부드럽게 10회 누른다.

양질의 수면이 혈액을 말끔하게 정화하다

'작은 소리에도 잠이 깬다' '자다가 여러 번 눈이 떠진다'는 수면의 깊이가 얕다는 의미입니다.

이처럼 얕은 잠을 자면 몸과 마음이 충분히 쉬지 못할 뿐만 아니라 체내에 노폐물이 체류하기 때문에 혈액의 오염도 악화되게 됩니다.

수면은 심신이 휴식을 취하고 손상된 몸의 조직을 회복하고 체내 노폐물을 배출하는 시간입니다. 여기서 중요한 것이 수면 중 분비되는 성장 호르몬입니다.

성장 호르몬은 깊은 잠을 자는 동안 많이 분비되고 얕은 잠을 잘 때는 분비량이 줄어듭니다.

수면은 뇌가 하루의 피로를 푸는 유일한 시간이기도 합니다.

수면 시간이 부족하면 뇌의 피로가 풀리지 않아 스트레스를 받기 쉽고 집중력 저하, 자율신경계 불균형과 같은 폐해가 나타납니다. 수면 시간을 충분히 확보해야 뇌와 간장(肝臟)의 피로를 풀고 간(肝) 기능을 활성화해하면서 혈액을 정화(淨化)하는 기능을 유지할 수 있습니다.

여기서는 혈액 청소를 촉진하는 6가지 수면법을 다음과 같이 소개합니다.

■ 혈액 청소를 촉진하는 수면법

① 일정한 시간에 취침·기상하기

평일이든 주말이든 늘 같은 시간에 잠자리에 들고, 늘 같은 시간에 일어나는 것이 중요합니다. 평소와 달리 휴일에 늦잠을 자면 생활 리듬이 흐트러져서 자율신경계 균형이 깨지므로 혈액 오염을 악화시킵니다.

② 수면 시간은 7시간

심신이 적절한 휴식을 취하는 데 필요한 수면 시간은 약 7시간이라고 알려져 있습니다.

연구 결과, 그 이상 그 이하일 때보다 7시간 수면한 사람의 수명이 가장 긴 것으로 나타났습니다.

③ 조명에 신경 쓰기

형광등처럼 강한 빛은 신경을 흥분시켜서 잠들기 어렵게 만들고 수면의 질을 떨어뜨립니다.

또, 취침 전 텔레비전, 휴대전화, 컴퓨터 화면 등의 밝은 빛을 보는 것도 수면을 방해합니다. 그런 화면은 블루라이트라는 각성 작용이 있는 광선을 발산하기 때문입니다.

④ 몸에 맞는 침구를 사용하기

베개 높이, 매트리스 강도, 이불 무게 등도 수면의 질을 좌우합니다. 침구는 대충 선택하지 말고 자신의 몸에 맞는지 매장에서 꼼꼼하게 확인하고 고릅니다.

⑤ 취침 전 카페인 섭취 피하기

자다가 화장실에 가고 싶어서 여러 번 잠에서 깨면 수면 리듬이 흐트러지면서 잠의 깊이가 얕아집니다. 취침 전에는 커피나 이뇨 작용이 있는 카페인을 함유한 음료나 깊은 잠을 방해하는 알코올은 삼갑니다.

⑥ 수면 무호흡 증후군 등 확인

얕은 잠을 호소하는 사람 중에는 수면 무호흡 증후군이 있는 경우가 많습니다. 코골이가 심하다고 지적을 받은 적이 있거나 낮에도 때때로 강한 졸음이 몰려오는 사람은 수면 외래 등 전문 기관을 방문하여 수면 무호흡 증후군이 있는지 확인해 보기를 추천합니다.

혈액을 말끔하게 청소하는 식품 '8가지 식품'을 매일 먹는다

혈액을 청소하는 효과가 있는 영양소는 많이 있지만, **그중에서도 주목한 것은 혈액을 더럽히는 당의 대사를 높여주는 영양소를 포함한 식품, 중성지방을 줄이는 효과가 있는 영양소를 포함한 식품, 활성 산소를 제거하는 항산화 물질이 많이 함유된 식품입니다.**

'혈액을 말끔하게 청소하는 수프'에 더해 이들 식품을 매일 세 끼 안에서 먹으면 영양 균형이 잡혀 청소하는 효과를 더욱 높일 수 있습니다.

하지만 '이것도, 이것도'라고 해도 모든 것을 기억하는 것은 매우 어려운 일이고, 계속하기도 어렵겠죠. 그래서 저는 **'메모하여 잘 보이는 곳'에 붙여 놓고 꼭 기억해서 먹으라고** 환자에게 조언하고 있습니다.

◇ 1일 3식에 '8가지 식품'을 적극적으로 도입하자!

1 = 녹차, 보리차

첫 번째 추천 항목은 녹차입니다.

녹차에서 떫은맛을 내는 성분, 차 카테킨은 활성 산소를 제거하여 혈당치를 낮추는 효과가 있습니다. 항균 작용도 커서 잇몸병의 원인이 되는 구강 내 유해균을 없애는 데도 효과가 뛰어납니다. **기준 섭취량은 찻잔으로 1일 7잔입니다.**

보리차 또한 추천 식품입니다.

원료인 보리를 볶는 과정에서 발생하는 피라진(Pyrazine)이라는 성분이 혈소판의 결합을 억제하여 '설탕형 껄쭉껄쭉한 혈액'을 개선에 기대할 수 있어 추천합니다.

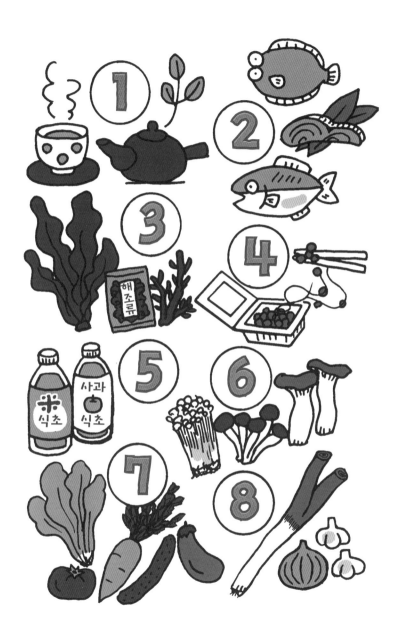

2 = 생선

생선에 포함된 EPA(EicosaPentaenoic Acid), DHA(DocosaHexaenoic Acid)라는 기름에는 적혈구 막을 부드럽게 하고 혈액 속 여분의 당을 줄여 혈소판의 점성을 억제하는 작용으로 '설탕형 껄쭉껄쭉한 혈액'을 개선하는 효과를 기대할 수 있습니다. **그중에서도 고등어, 꽁치, 정어리, 전갱이 등 등푸른생선에 풍부하게 함유되어 있습니다.**

다만, 이런 기름은 산화되기 쉬우므로 산화를 방지하는 효과가 있는 비타민 C를 함유한 감귤류를 곁들여 먹는 것이 좋습니다.

3 = 해조류

해조류의 미끈거리는 성분이자 식이섬유의 일종인 알긴산에는 당 흡수를 완만하게 조절하는 작용이 있어 혈당 급상승을 예방하고 '밥풀형 끈적끈적한 혈액'을 개선하는 데 도움이 됩니다. **특히 한천(寒天: 우뭇가사리 따위를 끓여서 식혀 만든 끈끈한 물질로 음식이나 약으로 씀)에는 식이섬유가 풍부하게 들어있습니다.**

다만, 미츠마메(蜜豆, みつまめ: 팥, 과일로 만든 디저트), 양갱 등으로는 당을 과다 섭취할 우려가 있으므로 삼가는 편이 좋습니다. 한

천을 활용한 음식으로는 단맛이 없는 도코로텐(心太, ところてん: 한천을 국수처럼 길게 썰어 채소와 차가운 국물을 넣어 먹는 음식)을 추천합니다.

4 = 낫토

낫토에 포함된 나토키나제라는 효소는 낫토로만 섭취할 수 있는 성분입니다. 나토키나제는 혈전(혈액 덩어리)을 녹이는 효과가 있습니다.

다만, 혈액을 굳지 않게 만들어 혈전을 예방하는 약(와파린)을 복용하는 사람은 낫토 섭취를 삼갑니다.

5 = 식초

산미(酸味)의 바탕이 되는 구연산에는 적혈구 막을 부드럽게 하고 혈소판의 점성을 낮춰 덩어리지지 않도록 만드는 작용이 있습니다. **식초 중에서도 흑식초는 혈액을 말끔하게 청소하는 효과가 뛰어나서** 섭취 후 1~2시간 만에 혈류가 개선된 사례도 확인된 바 있습니다.

6=버섯

버섯에 함유된 베타글루칸(β-glucan)은 혈당치와 중성지방을 낮추고 면역력을 높이는 효과가 있습니다. **특히 표고버섯에는 베타글루칸이 풍부하게 들어있을** 뿐만 아니라 인슐린 작용을 높이고 혈중 당을 줄이는 엑스-프랙션(X-fraction)이라는 성분이 풍부하게 함유되어 있어 '벌꿀형 찐득찐득한 혈액'을 개선하고 당뇨병 예방에 효과를 발휘합니다.

7=채소

비타민, 미네랄, 식이섬유가 풍부하며 항산화 물질을 포함한 채소는 매일 가능한 한 많은 종류로 챙겨 먹을 필요가 있습니다. 특히 **토마토와 브로콜리는 혈액을 청소하는 효과가 크므로 평소에 적극적으로 섭취하면 좋은 식품입니다.**

8=파 종류

대파, 양파뿐만 아니라 마늘 등도 포함됩니다. 자극적인 향의 원인인 알리신, 필라진에는 혈소판의 결합을 억제하고 혈전을 예방하는 작용이 있습니다. 또한, 생(生)대파에 포함된 황화알릴도 혈전 생성을 예방합니다.

이밖에도 마늘은 혈당치를 낮추는 효과가 있으며, 마늘이 적혈구를 유연하게 만드는 것이 과학적으로도 검증되었습니다.

하체 근육을 단련하여 혈액을 말끔하게 청소를 촉진한다

91쪽에서 운동 부족에 따른 근육량 감소가 혈액을 더럽히는 원인이라고 설명했습니다. 근육량이 적으면 '움직이기가 겁난다 →운동 부족이 된다→근육량이 더욱 감소한다'라는 악순환에 빠지기 쉽습니다.

다리 근육은 몸을 움직이는 토대가 되는 근육입니다. 넓적다리와 종아리 근육은 특히 중요한 역할을 합니다. 특히, **종아리는 '제 2의 심장'으로 불리며** 하반신의 혈액을 펌프처럼 심장 쪽으로 올려보내는 작용을 담당합니다.

종아리 근육이 약해지면 펌프 기능이 떨어져서 혈액이 원활하게 순환하지 못하고 혈액 상태가 악화됩니다.

여기서는 혈액 건강과도 직결되는 '다리 근육 운동' 2가지를 소개합니다. 각각 아침·점심·저녁 1세트씩 하루 총 3회가 이상적이나 익숙해질 때까지는 횟수를 줄여서 시행해보세요.

또 몸 상태가 좋지 않을 때는 무리하지 않는 편이 좋습니다.

▼ 의자에 앉는 스쾃

하반신 근육을 기르는 데 스쾃은 매우 유효한 운동이지만 고령자나 운동이 익숙하지 않은 사람에게는 쉽지 않은 동작일 수 있습니다.

이때는 '의자에 앉는 스쾃'을 추천합니다. 의자를 활용하므로 누구나 쉽게 시행하면서 일반 스쾃과 동일한 효과를 얻을 수 있습니다. 일산화질소도 발생시키므로 혈액 건강에 일석이조(一石二鳥)의 운동입니다.

의자에 앉는 스콰

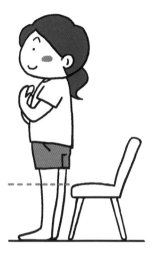

① 앉은 면이 무릎보다 낮고 팔걸이가 없는, 안정감 있는 의자를 준비한다. 의자 앞에 다리를 어깨너비보다 조금 넓게 벌리고 선다. 등을 쭉 펴고 팔은 가슴 앞으로 모은다.

② 엉덩이를 뒤로 빼듯이 천천히 내린다. 이때 무릎이 발끝보다 앞으로 나오지 않도록 주의한다. 의자에 앉기 직전까지 엉덩이를 내리고 그 상태에서 10초간 정지한다.

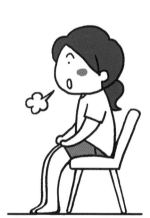

③ 10초가 지나면 의자에 앉는다. 다리 힘을 빼고 10초 정도 쉬고 ①의 자세로 돌아간다. ①~③을 5회 반복하면 1세트 완료.

○ 힘든 경우에는 정면에도 의자를 하나 두고 등받이를 잡아도 된다.

▼ 발뒤꿈치 들었다 내리기 운동

　제2의 심장이라고 불리는 종아리의 근육을 단련해 펌프 기능을 개선함으로써 원활한 혈액 순환을 도모하는 운동입니다. 뒤꿈치를 떨어뜨릴 때 발바닥에 가해지는 충격으로 일산화질소 발생이 촉진됩니다. 1일 3세트 시행합니다.

발뒤꿈치 들었다 내리기 운동

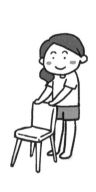 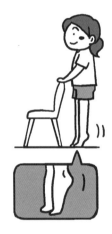 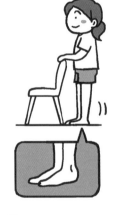

① 양발을 어깨너비로 벌리고 등을 쭉 펴고 선다. 양손은 의자 등받이에 올린다.

② 천천히 뒤꿈치를 한계치까지 올리고 그 자세를 10초간 유지한다.

③ 10초가 지나면 뒤꿈치를 툭 떨어뜨린다.

①~③을 3회 반복하면 1세트 완료한다.

걷기는 혈액을 말끔하게 청소의 지름길

　걷기(워킹)는 혈액을 말끔하게 청소하는 효과가 매우 뛰어나므로 일상생활에서 적극적으로 실천하기를 바라는 운동입니다.

　걷기는 유산소운동으로 분류되어 혈액 속의 당을 소비하는 대표적 운동에 해당합니다.

　또, 걷는 행동이 발바닥 모세혈관을 자극하여 일산화질소 발생을 늘린다는 사실도 연구 결과로 밝혀졌습니다.

　'걷기 운동'이라 하면 거창하게 들릴지 모르지만, 편안한 속도로 걷기만 해도 효과가 충분히 나타납니다.

　처음에는 5분 정도로 시작해보세요. 걷는 데 익숙해지면 서서히 시간을 늘려갑니다. 부담 없이 걷는 습관을 기르는 데 초점을 맞추는 것이 중요합니다. 익숙해지면 걷기가 차츰 즐거워집니다. 물론 그때는 혈액 상태가 상당히 개선되어 있을 테지요.

청소 효과를 촉진하는 걷기

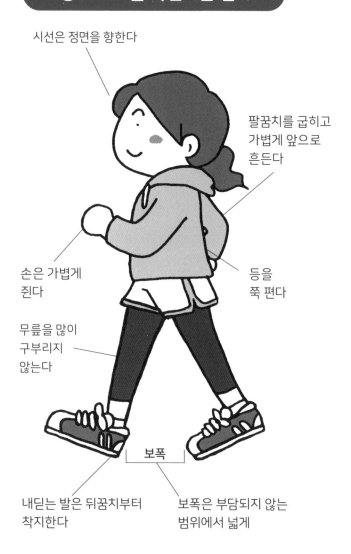

시선은 정면을 향한다

팔꿈치를 굽히고 가볍게 앞으로 흔든다

손은 가볍게 쥔다

등을 쭉 편다

무릎을 많이 구부리지 않는다

보폭

내딛는 발은 뒤꿈치부터 착지한다

보폭은 부담되지 않는 범위에서 넓게

치주병(齒周病) 악화를 막고 혈액을 더럽히지 않는 노력을

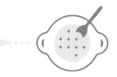

치주병(잇몸병) 원인균이 무서운 이유는 43쪽에서도 소개했듯이 실로 성가신 존재로, 양치질 정도로는 제거가 안 되는 것도 사실입니다.

치주병의 온상은 혀 표면 돌기의 도랑에 부착한 설태, 치아와 잇몸 사이 '치주병 주머니'에 쌓이는 치태(플라크)입니다. 따라서 올바르게 양치질과 혀 청소를 하는 것도 필요합니다.

다만, 이러한 대책만으로 치태를 제거하기는 어렵고 실제로 아무리 양치질을 꼼꼼하게 해도 치석의 60% 정도만 제거된다고 알려져 있습니다.

그러므로 **치주병의 조짐이 보일 때는 1개월에 1회, 증상이 없어도 2~3개월에 1회는 치태 제거와 잇몸의 상태 확인**을 위해 치과 진료를 받아보기를 권합니다.

덧붙여서 양배추, 셀러리, 당근 등 식이섬유가 많은 씹히는 맛이 있는 채소는 '직접청소성식품(直接淸掃性食品)'이라고 불립니다. 이 '직접청소성식품'을 식사 마지막에 먹는 것으로 치아 표면에 묻은 얼룩을 제거할 수 있습니다.

이어서 구강 관리의 포인트를 살펴보겠습니다.

① 치태를 확실히 제거할 수 있는 헤드가 작은 칫솔 선택을

취침 전, 기상 직후, 식후에는 반드시 양치질을 합시다.

칫솔은 헤드가 작은 것을 선택하면 어금니의 잔여물을 막을 수 있습니다. 칫솔모는 끝이 산처럼 솟은 형태가 아니라 평평한 것이 치석 제거에 효과적입니다. 칫솔모 강도는 보통 수준이 적당하지만, 잇몸에서 피가 잘 나는 사람은 부드러운 것을 사용해도 됩니다. 칫솔 손잡이는 곧은 형태인 것을 선택합시다.

또한, **칫솔은 한 달에 한 번씩 교환해 주세요.**

치실이나 치간 칫솔을 함께 사용하면 치석 제거 효과가 더욱 높아집니다.

② 칫솔은 연필을 잡듯이 쥔다

칫솔은 연필처럼 쥡니다. 그러면 잇몸에 손상이 생기지 않을 강도로 적당히 힘을 뺀 상태에서 칫솔을 조금씩 움직이게 되므로 치석 제거에도 효과적입니다.

③ 양치질 시간은 5분

치아 안쪽, 윗니와 아랫니가 맞닿는 부분, 어금니까지 꼼꼼하게 닦습니다.

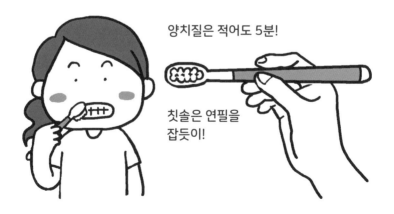

양치질은 적어도 5분!

칫솔은 연필을 잡듯이!

또 너무 세게 칫솔질을 하면 잇몸이 다칠 우려가 있으니 부드럽게 마사지하듯이 적어도 5분간 정성껏 닦습니다.

④ 치주병 예방 효과가 높은 칫솔질 '바스법(Bass method)'

칫솔모와 치아가 45도 각도가 되도록 칫솔을 비스듬히 대고 한군데를 20~30회 정도 조금씩 진동하듯이 닦으면서 힘을 주지 않고 칫솔질합니다.

⑤ 안쪽부터 앞쪽으로, 한 방향으로 설태 청소를

혀의 표면은 매우 예민하므로 힘을 줘서 문질러서는 안 됩니다. 혀에 상처가 나면 상처를 통해 구강 내 유해균이 혈액에 침입할 우려가 있기 때문입니다. 혀를 닦을 때는 칫솔이 아니라 세척 전용 솔(혀 클리너)을 사용해야 합니다. 전용 솔(혀 클리너)은 약국 등에서 구입할 수 있습니다.

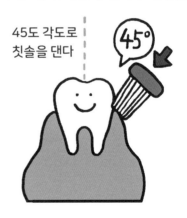

45도 각도로
칫솔을 댄다

45°

혀를 닦는 방법

① 혀 클리너를 물에 적신다. 혀를 앞으로 내밀고, 혀 중앙보다 약간 안쪽에 혀 클리너를 놓는다.

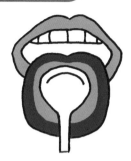

② 설태를 긁어내는 느낌으로, 클리너를 앞쪽으로 부드럽게 이동시킨다. 가운데 부분이 끝나면 같은 요령으로 혀의 왼쪽과 오른쪽도 닦는다. 중앙 10회, 오른쪽 10회, 왼쪽 10회, 총 30회 정도 시행한다.

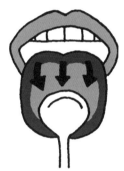

③ 혀 클리너는 혀 안쪽부터 앞쪽으로, 한 방향으로만 움직인다. 앞뒤로 왕복하면 혀에 상처가 생길 수 있으니 주의.

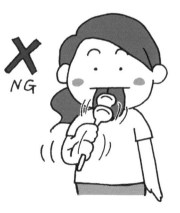

침 분비를 촉진하여 혈액을 건강하게

  침은 '천연 만능 약'이라 불리며 치주병 원인균 등 구강 내 유해균의 번식을 억제할 뿐만 아니라 외부에서 들어오는 세균의 침입을 막아줍니다. 또 침 안에 들어있는 소화효소·아밀라아제(Amylase)는 당질을 분해하는 등 우리 몸에서 건강을 유지하는 데 중요한 역할을 합니다. 침 분비량이 감소하면 병에 걸리기 쉬워지는 이유가 여기 있습니다.

  문제는 나이가 들수록 침 분비량이 감소한다는 점입니다. 이때는 침샘을 마사지하여 분비를 촉진할 수 있습니다.

  또 음식을 씹음으로써 침샘을 자극하여 침 분비량을 늘릴 수 있는데 이를 '자극에 의한 침 분비'라고 합니다. 평소 꼭꼭 씹어서 먹는 습관을 길러 침 분비를 촉진할 수 있습니다.

침샘 마사지로 침 분비를 촉진한다!

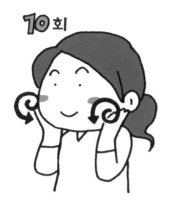

귀밑샘 마사지

엄지를 제외한 네 손가락을 모아서 귀 아래쪽, 위 어금니가 있는 부분에 댄다. 그 상태에서 앞으로 원을 그리듯이 10회 마사지한다.

혀밑샘 마사지

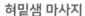

양손 엄지를 턱 아래(혀뿌리 부분)에 대고 엄지를 위로 들어 올리듯이 꾹 누른다. 5회 반복한다.

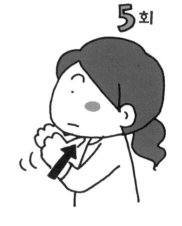

턱밑샘 마사지

엄지를 제외한 네 손가락을 모아서 턱뼈 안쪽 부드러운 부분에 대고 손끝을 위로 가볍게 눌러서 올린다. 동작을 10회 반복한다.

나가는 말

혈액이 오염되면 몸에 어떤 문제가 발생하는지 이해하셨으리라 생각합니다. 생활 습관을 개선하고 혈액을 청소하는 다양한 방법을 실천할 준비가 되셨는지요. 책을 끝까지 읽은 분이라면 분명 실천까지 이어지리라 믿습니다.

우선 '매일 1잔 수프 마시기'를 시작해보세요. 여러 방법을 전부 시도해보면 더없이 좋겠지만 일단 '혈액을 말끔하게 청소하는 수프'만큼은 꼭 실천해보시기 바랍니다.

'건강을 챙기고 있는데, 왠지 기운이 나지 않는다.'
'그러고 보니 피부도 칙칙해진 것 같다.'
'배만 볼록하게 나왔다.'

이런 고민을 호소하는 환자가 적지 않습니다. 혈액의 흐름이 나빠지면 미용 면에도 악영향이 나타나기 마련입니다.

'더 건강하게, 더 즐겁게 살고 싶다'라고 바라지 않는 사람은 없을 것입니다.

이런 바람을 이루는 데 도움이 되고자 고안한 것이 '혈액을 말끔하게 청소하는 수프'입니다. 지금까지의 임상 경험을 바탕으로 혈액에 좋은 영양소가 풍부한 식재료를 엄선하여 만들었습니다.

토마토를 베이스로 하고 멸치 가루와 된장 등으로 풍미를 더했습니다. 여기에 혈액을 말끔하게 청소하는 효과가 높은 식(食)재료 중에서도 특히 제가 평소 환자에게 추천하는 연어, 양파, 흑식초 등을 넣어 간편하게 만들 수 있도록 고안했습니다. 맛 또한 충분히 고려하였기에 매일 질리지 않고 꾸준히 먹을 수 있습니다.

우리 몸에 있는 모든 혈관을 하나의 호스처럼 연결하면 그 길이는 무려 9만 킬로미터에 이릅니다. 지구를 2바퀴나 도는 길이이지요. 혈액은 혈관을 누비며 몸 구석구석에 있는 세포에 산소와 영양을 운반하고 세포로부터 이산화탄소와 노폐물을 수거합니다.
그런 혈액의 흐름이 나빠지면 몸에 나쁜 영향을 주지 않을 리가 없습니다.
그렇죠, '찰랑찰랑한 혈액'은 건강의 기본입니다.

하지만 안타깝게도 어떤 원인으로 '질척질척한 혈액'이 되어 있는 사람들이 많이 있습니다.

혈액이 더러워진 상태에서 당장 실천 가능한 방법은 '식생활 바로잡기'입니다. 본문에서 언급했듯이 무엇보다 '균형 잡힌 식사'가 중요하지만, 이를 실천하기는 말처럼 쉽지가 않습니다.

'혈액을 말끔하게 청소하는 수프'가 필요한 이유가 바로 여기에 있습니다. 수프 1잔으로 균형 잡힌 영양을 섭취함으로써 몸 상태를 바꿔나갈 수 있습니다. 이처럼 쉽고 간단한 방법이 있는데, 한번 시도해보고 싶지 않나요?

일상에 '혈액을 말끔하게 청소하는 수프'를 더하기만 하면 건강한 식생활을 실현할 수 있습니다.

여기서 한 가지 당부할 점은 '수프를 마실 때 혈관을 힘차게 흐르는 혈액을 상상할 것'입니다. '마음가짐'에 따라 효과가 크게 달라진다는 것은 의학적으로도 증명된 사실입니다. '혈액이 깨끗해진다!'라는 마음으로 먹을 때 효과가 극대화됩니다.

여러분도 혈관 속을 끊임없이 흐르고 있는 혈액에 관심이 생겼다면, '찰랑찰랑한 혈액' '질척질척한 혈액'이라는 명칭을 붙인 사람으로서 더없이 기쁠 따름입니다.

혈류가 건강과 미용에 지대한 영향을 미친다는 사실을 명심하고 언제까지나 혈액 찰랑찰랑을 유지하며 건강을 지켜나가기를 바랍니다. 건강한 몸으로 하루하루를 만끽하기를 바랍니다.

마지막까지 읽어주셔서 감사합니다. 부디 이 책이 많은 분의 건강을 개선하는 데 도움이 되기를 진심으로 바랍니다.

구리하라 다케시

참고문헌

구리하라 다케시 지음, 《'혈액 찰랑찰랑'의 모든 것을 알게 되는 책》, 小学館 刊

구리하라 다케시 지음, 《'혈액 찰랑찰랑' 만드는 생활 습관》, 小学館 刊

구리하라 다케시 지음, 구리하라 다케노리 감수,

　　《전문의가 직접 알려주는! 3주 만에 내장지방 없애는 방법》, 笠倉出版社 刊

구리하라 다케시 감수, 《명의가 실천하는 혈류 개선 식사 습관&생활 습관》, 太洋図書 刊

구리하라 다케시 감수, 《'혈액 찰랑찰랑'으로 미인 되기!》, 매거진하우스 刊

구리하라 다케시 지음, 《'달걀과 고기'로 당뇨병 잡기!》, 主婦의友社 刊

구리하라 다케시 감수, 《약에 의존하지 않아도 고혈압을 개선할 수 있다》, 笠倉出版社 刊

구리하라 다케시 감수, 〈1일 1분 혀 관리로 당뇨병 격퇴〉, 2022年 6月号, 芸文社 刊

〈토마토에 함유된 에스큘레오시드A 연구성과에 대해－동맥경화 메커니즘과 토마토의 관계〉,

　　月報野菜情報 2020年 3月号, 独立行政法人 農畜産業振興機構 刊

　　https://www.alic.go.jp/content/001174574.pdf

〈치주병과 동맥경화〉, 公益社団法人 神奈川県歯科医師会

　　https://www.dent-kng.or.jp/colum/basic/2691/

〈의사에게 듣는 '의사가 필요없는' 비법〉, 週刊 朝日 2022年 4月 29日 増大号, 朝日新聞出版 刊

다카바야시 다카미쓰 지음, 구리하라 다케시 감수, 《병을 고치고 싶다면 간을 마사지하라》,

　　마키노出版 刊

구리하라 다케시 감수, 《그래서 뭘 먹어야 하나요?》, アントレックス 刊

옮긴이 **최화연**

대학에서 중국어와 일본어를 전공하고 국제대학원에서 국제개발협력을 공부했다. 현재 번역 에이전시 엔터스코리아에서 일본어 전문 번역가로 활동 중이다.

주요 역서로는 《식사가 최고의 투자입니다》《나를 내려놓으니 내가 좋아졌다》《요로 선생님 병원에 가다》《알아서 공부하는 아이는 무엇이 다를까》《세상에 나 혼자라고 느껴질 때》 등이 있다.

중성지방감소×고혈압개선×동맥경화예방

1일 1잔 혈액을 말끔하게 청소하는 수프

1판1쇄 발행	2024년 1월 5일
지은이	구리하라 다케시
옮긴이	최화연
발행인	최봉규
발행처	지상사(청홍)
출판등록	1999년 1월 27일 제2017-000074호
주소	(04317) 서울특별시 용산구 효창원로64길 6(효창동) 일진빌딩 2층
전화번호	02)3453-6111
팩시밀리	02)3452-1440
홈페이지	www.jisangsa.com
이메일	c0583@naver.com

한국어판 출판권 ⓒ 지상사(청홍), 2024
ISBN 979-11-91136-19-7 (03510)

● 잘못 만들어진 책은 구입처에서 교환해 드리며, 책값은 뒤표지에 있습니다.